Rieke Alten, Bernhard Manger (Hrsg.)
Gicht

Rieke Alten, Bernhard Manger (Hrsg.)

Gicht

———

Der aktuelle Wissensstand zu Ätiologie, Pathogenese,
Diagnostik, Klinik und Therapie

DE GRUYTER

Herausgeber
Dr. med. Rieke Alten
Lehrkrankenhaus Charité
Universitätsmedizin Berlin
Schlosspark Klinik
Innere Medizin II – Rheumatologie
Heubnerweg 2, 14059 Berlin
E-Mail: rieke.alten@schlosspark-klinik.de

Prof. Dr. med. Bernhard Manger
Universitätsklinikum Erlangen
Medizinische Klinik 3: Rheumatologie/Immunologie
Internistisches Zentrum
Ulmenweg 18, 91054 Erlangen
E-Mail: bernhard.manger@uk-erlangen.de

ISBN 978-3-11-045138-2
e-ISBN (PDF) 978-3-11-045296-9
e-ISBN (EPUB) 978-3-11-045229-7

Library of Congress Cataloging-in-Publication data
A CIP catalog record for this book has been applied for at the Library of Congress.

Bibliografische Information der Deutschen Nationalbibliothek
Die Deutsche Nationalbibliothek verzeichnet diese Publikation in der Deutschen
Nationalbibliographie; detaillierte bibliografische Daten sind im Internet
über http://dnb.d-nb.de abrufbar.

© 2016 Walter de Gruyter GmbH, Berlin/Boston
Satz: PTP-Berlin, Protago-TEX-Production GmbH, Berlin
Druck und Bindung: Hubert & Co. GmbH & Co. KG, Göttingen
Einbandabbildung: Synovialflüssigkeit eines Gicht-Patienten, enthält Aggregate aus Natriumurat-
kristallen (grün) und Leukozyten (violett), © Prof. Dr. med. Bernhard Manger
♾ Gedruckt auf säurefreiem Papier
Printed in Germany

www.degruyter.com

Vorwort

Die Gicht ist die häufigste entzündlich-rheumatische Erkrankung, deren Ätiologie und Pathogenese in den letzten Jahren zunehmend aufgeklärt werden konnte.

Aufgrund dieser Entwicklung stehen uns heute in Diagnostik und Therapie vielfältige Optionen zur Verfügung, um die Gicht mit ihren Folgen effektiv und auf Dauer behandeln zu können.

Die Gichtarthritis geht trotz massiver Fortschritte im Bereich der Therapie mit hohen volkswirtschaftlichen Kosten, einer großen subjektiven Krankheitslast und erhöhten Mortalität einher.

In den vergangenen Jahren hat das wissenschaftliche Interesse an der Gicht stark zugenommen. Dieses drückt sich nicht nur in der wachsenden Zahl von Publikationen, sondern auch in den kürzlich veröffentlichten Empfehlungen zum Gicht-Management des American College of Rheumatology (2012), den EULAR-Empfehlungen (2014) sowie der ersten Deutschen S2e-Leitlinie Gichtarthritis (2016) aus.

In dem Kapitel „Ätiologie und Pathogenese der Gicht" wird die akute Gicht als IL1β-getriggertes autoinflammatorisches Krankheitsbild klassifiziert. Neuere Erkenntnisse weisen auf die überragende Schlüsselstellung der neutrophilen Granulozyten und deren Bildung sogenannter „NET's" (Neutrophil Extracellular Traps) hin. Zusätzlich zur klinischen Untersuchung kommt der Bildgebung eine besondere Bedeutung zu. Neben konventionellem Röntgen und Ultraschall hat das DECT-Verfahren völlig neue Sichtweisen der Manifestation der Gichtarthritis eröffnet. So konnte mittels dieser modernen Bildgebung gezeigt werden, dass auch bei Patienten ohne Symptome einer manifesten Gicht – jedoch mit Hyperurikämie – Ablagerungen von Harnsäurekristallen nachweisbar waren. Aus diesem Grunde fordern Experten eine Neudefinition der Stadien der Gicht, die auch Patienten mit „asymptomatischer" Hyperurikämie mit einschließt. Neben allgemeinen Empfehlungen zum Management des akuten Gichtanfalls werden neue Medikamente wie der IL1β-Antikörper Canakinumab mit Vor- und Nachteilen beschrieben. In einem Kapitel zur allgemeinen Pharmakotherapie wird die medikamentöse Harnsäuresenkung als kausaler, langfristiger Therapieansatz mit verschiedenen Therapiestufen dargestellt. Des Weiteren werden neuere Forschungsergebnisse über den Zusammenhang von Hyperurikämie, Metabolischem Syndrom, Insulinresistenz, Diabetes mellitus Typ 2 und Fettleber beschrieben. Wegen der großen Bedeutung der Hyperurikämie bei Patienten mit Niereninsuffizienz sowie anderen, vor allen kardiovaskulären Komorbiditäten werden diese in eigenen Kapiteln abgehandelt. Abschließend werden innovative Pharmaka mit ihrem Wirkmechanismus dargestellt, die derzeit in klinischen Studien untersucht werden.

Rieke Alten
Bernhard Manger

Inhaltsverzeichnis

Jürgen Rech

Autorenverzeichnis

Kapitel 1
Prof. Dr. med. Hans-Egbert Schröder
Blumenweg 2, 01109 Dresden
egbert.schroeder@web.de

Kapitel 2
Prof. Dr. med. Bernhard Manger
Universitätsklinikum Erlangen
Medizinische Klinik 3: Rheumatologie/
Immunologie
Internistisches Zentrum
Ulmenweg 18, 91054 Erlangen
bernhard.manger@uk-erlangen.de

Prof. Dr. med. Martin Herrmann
Universitätsklinikum Erlangen
Medizinische Klinik 3: Rheumatologie/
Immunologie
Internistisches Zentrum
Ulmenweg 18, 91054 Erlangen
martin.herrmann@uk-erlangen.de

Kapitel 3
Dr. med. Anne-Kathrin Tausche
Medizinische Klinik und Poliklinik III, Bereich
Rheumatologie
Universitätsklinikum „Carl Gustav Carus" der
Technischen Universität Dresden
Fetscherstraße 74, 01307 Dresden
anne-Kathrin.Tausche@uniklinikum-dresden.de

Kapitel 4
Priv.-Doz. Dr. med. Alexander Huppertz
Oberarzt der Diagnostischen und
Interventionellen Radiologie
Klinikum Ernst von Bergmann gGmbH
Charlottenstraße 72, 14467 Potsdam
und
Universität Potsdam, Hochschulambulanz
Zentrum für Sportmedizin, Freizeit-,
Gesundheits- und Leistungssport
Am Neuen Palais 10, 14469 Potsdam
ahuppertz@uni-potsdam.de

Kapitel 5
Prof. Dr. med. Wolfgang A. Schmidt
Immanuel Krankenhaus Berlin,
Rheumaklinik Berlin-Buch
Lindenberger Weg 19, 13125 Berlin
w.schmidt@immanuel.de

Kapitel 6
Dr. med. Rieke Alten
Lehrkrankenhaus Charité
Universitätsmedizin Berlin
Schlosspark Klinik
Innere Medizin II – Rheumatologie
Heubnerweg 2, 14059 Berlin
rieke.alten@schlosspark-klinik.de

Tobias Schreiber
Lehrkrankenhaus Charité
Universitätsmedizin Berlin
Schlosspark Klinik
Innere Medizin II – Rheumatologie
Heubnerweg 2, 14059 Berlin
tobias.schreiber@schlosspark-klinik.de

Kapitel 7
Prof. Dr. med. Monika A. Reuss-Borst
Facharzt für Innere Medizin – Rheumatologie
Hämatologie, Intern. Onkologie, Sozialmedizin,
Ernährungsmedizin
Frankenstraße 36, 97708 Bad Bocklet
monika@reuss-borst.de

Kapitel 8
Matthias Bastigkeit
Fachdozent für Pharmakologie
Medizinjournalist (DJV)
MedicAkademie HH
Dorfstraße 83, 23815 Geschendorf

Kapitel 9
Dr. med. Dieter Burchert
FA für Innere und Allgemeinmedizin,
Diabetologe DDG, Ernährungsmedizin DGE
Römerstraße 14, 55129 Mainz
burchert-mainz@t-online.de

Kapitel 10
Prof. Dr. med. Jan T. Kielstein
Klinik für Nieren- und Hochdruckerkrankungen
Medizinische Klinik V
Städtisches Klinikum Braunschweig gGmbH
Salzdahlumer Straße 90, 38126 Braunschweig
Kielstein@yahoo.com

Kapitel 11
Prof. Dr. med. Klaus Krüger
Praxiszentrum
St.-Bonifatius-Straße 5, 81541 München
Klaus.Krueger@med.uni-muenchen.de

Kapitel 12
Dr. med. Jürgen Rech
Universitätsklinikum Erlangen
Medizinische Klinik 3, Rheumatologie und
Immunologie
Ulmenweg 18, 91054 Erlangen
Juergen.Rech@uk-erlangen.de

Verzeichnis der Abkürzungen

ABCG2	ATP-binding Cassette Sub-Family G Member 2
ACE	AngiotensinConverting Enzym
ACR	American College of Rheumatology
ADP	Adenosindiphosphat
DRESS	Überempfindlichkeitssyndrom (Arzneimittelexanthem mit Eosinophilie und systemischen Symptomen)
AGREE	Acute Gout Flare Receiving Colchicine Evaluation
ALAT	Alaninaminotransferase
AMP	Adenosinmonophosphat
AMPK	Adenosin-Monophosphat-Kinase
ASAT	Aspartataminotransferase
ASS	Acetylsalicylsäure
AT1	Angiotensin1
ATP	Adenosintriphosphat
BSG	Blutkörperchensenkungsgeschwindigkeit
BSR	Bizepssehnenreflex
CKD	Chronic Kidney Disease
CONTACT	Colchicine Or Naproxen Treatment for Acute Gout
COX	Cyclooxygenase
CPAP	Continuous Positive Airway Pressure
CPPD	Chondrokalzinose
CRP	C-reaktives Protein
CT	Computer-Tomographie
CV	kardiovaskulär
CYP	Cytochrom-P450-Isoenzym
DECT	Dual-Energy CT
DEGAM	Deutsche Gesellschaft für Allgemeinmedizin und Familienmedizin e. V.
DM	Diabetes mellitus
EDTA	Ethylene Diamine Tetraacetic Acid, Edetinsäure
EEM	Erythema exsudativum multiforme
eGFR	Epidermal Growth Factor Receptor
EMEA	European Medicines Evaluation Agency
EULAR	European League Against Rheumatism, Europäische Gesellschaft für Rheumatologie
GCKD	German Chronic Kidney Disease
GGT	Gammaglutamyltransferase
GLP-1	Glucagon-like Peptide Typ 1
GLUT2	Glukosetransporter 2
GLUT9	Glukosetransporter 9
HADD	Hydroxy-Apatit-Ablagerungserkrankung
HDL	High Density Lipoproteins
HFCS	High Fructose Corn Syrup
HI	Herzinsuffizienz
HOMA	Homeostasis Model Assessment
HR	Hazardrate
HU	Hounsfield Unit
IL	Interleukin
IR	Insulin-Resistenz

KHK	koronare Herzkrankheit
LDL	Low Density Lipoproteins
MACE	Major Adverse Cardiac Events
MetS	Metabolisches Syndrom
MRT	Magnetresonanz-Tomographie
MSU	Monosodiumuratkristallen
MTP	Metatarso-Phalangealgelenk
NADPH	Nicotinamid-Adenin-Dinukleotid-Phosphat
NALP3	NACHT, LRR and PYD domain containing protein 3
NET	Neutrophil Extracellular Traps
NF-κB	nukleärer Faktor kappa B
NHANES	National Health and Nutrition Examination Survey
NLRP3	siehe NALP3
NO	Stickoxid bzw. Stickstoffmonoxid
NSAR	nichtsteroidale Antirheumatika
OAT4	organischer Anionentransporter 4
OR	Odds Ratio
pAVK	periphere arterielle Verschlusskrankheit
PEG	Polyethylenglykol
PIP-Gelenk	proximales Interphalangealgelenk
RA	rheumatoide Arthritis
RANKL	Receptor Activator of NF-κB Ligand
RCT	Radiochemotherapie
RR	relatives Risiko
SCAR	Severe Cutaneous Adverse Reactions
S-DECT	Single-Source Dual-Energy CT
SGLT-1	Sodium Glucose Transporter
SJD	Steven-Johnson-Syndrom
SOD	Superoxidismutase
TEN	Toxische epidermale Nekrolyse
TGF	Transforming Growth Factor
URAT1	Urattransporter 1
VA	viszerale Adipositas
WVZ	Wirtschaftliche Vereinigung Zucker
XDH	Xanthindehydrogenase
XO	Xanthinoxidase

Hans-Egbert Schröder

1 Geschichte der Gicht

Gicht, Zipperlein, Reißen in den Gliedern, Herrenkrankheit, nach dem Ort der Lokalisation als Podagra, Gonagra, Chiragra, Omagra, Morbus ischiadicus bezeichnet, so wurde die Gicht seit Jahrhunderten beschrieben [1].

Als Hauptursache gelten seit der Antike: gutes Essen, reichlicher Alkoholgenuss sowie Ausschweifungen in der Liebe. In den mythologischen Überlieferungen zeugten Bacchus und Aphrodite den Sohn, das Podagra. „The son of Bacchus, king oft he wine, who melts your limbs, and Aphrodite, queen of love, who melts your limbs, is Gout, who melts your limbs too" (Hedylus 270 B. C.) [2]. Betrachten wir die Geschichte der Gicht nach unserem gegenwärtigen Kenntnisstand zur Physiologie und Pathophysiologie, so kann festgestellt werden, dass wir die letzten Geheimnisse der Erkrankung immer noch nicht entschlüsseln konnten. Sicher ist, dass uns die Krankheit nicht von den Göttern geschickt wurde, sondern das Ergebnis einer sinnvollen evolutionsbedingten Entwicklung der Hominiden ist, die aber auch Gefahren aufzeigt, wenn die neuen biologischen Wirkmechanismen überschritten werden.

1.1 Was ist passiert?

Erst als die Harnsäure Stoffwechselendprodukt wurde, war ein weiterer Schritt in der Entwicklung der Menschheit vollzogen. Die Harnsäure ist ein wesentlicher Bestandteil unserer endogenen Produktion von Antioxidantien, die für die zelluläre Integrität von entscheidender Bedeutung sind. Im Zeitstrahl der Entwicklung der Hominiden gab es vor etwa 8–24 Millionen Jahren eine 13bp-Deletion im Exon 2, so dass weniger Ascorbinsäure produziert wurde, was zu einem deutlichen Abfall des Antioxidantienspiegels führte. Dieses Defizit wurde durch eine weitere Gen-Mutation, eine Nonsens-Mutation im Codon 33, ausgeglichen [3, 4]. Diese Mutation führte beim Menschen zum Verlust des Enzyms Urikase, das für den Abbau der Harnsäure über das noch gut wasserlösliche Allantoin bis zum Ammoniak verantwortlich zeichnet. Dadurch war für die Ausscheidung weniger Wasser erforderlich. Außerdem kam es wieder zu einem deutlichen Anstieg des endogenen Antioxidantienspiegels [4].

Ein weiterer wichtiger Aspekt ist in der blutdruckstabilisierenden Wirkung der Harnsäure zu suchen [5]. Dies wird durch neuere Untersuchungen zum Einfluss der Harnsäure auf den Blutdruck junger Erwachsener unterstrichen [6]. Für die Bedeutung der Harnsäure spricht auch, dass von der renal filtrierten Menge letztlich nur 10 % ausgeschieden werden, d. h., die Natur geht mit diesem Stoffwechselendprodukt sehr ökonomisch um. In dem komplizierten Mechanismus der renalen Harnsäureausscheidung gibt es zahlreiche genetische Varianten, die für die Vererbung und die individuellen Besonderheiten verantwortlich zeichnen [7, 8]. Unklar ist nach wie vor, ob die Individuen, die besonders viel Harnsäure retinieren konnten, einen Überlebensvorteil aufwiesen. Die renale Harnsäureausscheidung ist relativ streng reguliert, so dass ein Überangebot an Purinen rasch zu einer Harnsäureretention führen kann [9]. Damit ist der Boden für die Entwicklung der Gicht gelegt.

Werden die Ernährungsmöglichkeiten betrachtet, die über hunderttausende von Jahren herrschten, so wird noch einmal die wichtige Rolle der Harnsäure ersichtlich. Pflanzliche Nahrung, Beeren, Obst, also eine vorwiegend purinarme Kost, herrschten vor. Proteinreiche Nahrungsmittel, z. B. in Form von Fleisch, waren nur schwer erreichbar. Der aufrechte Gang und die Schnelligkeit bildeten sicher ganz wesentliche Voraussetzungen, um ausreichende Beute machen zu können. Änderungen traten ein, als sich Ackerbau und Viehzucht entwickelten und die Nahrungsmittel durch Verarbeitung besser aufgeschlossen wurden.

Schaut man sich die Überlieferungen zur Gicht an, die seit Jahrtausenden in religiösen Urkunden sowie von zahlreichen Historikern, Schriftstellern und Ärzten überliefert wurden, so muss eine gewisse kritische Distanz gewahrt bleiben. Nicht alles, was berichtet wurde, ist eine echte Gicht gewesen. Eine Differentialdiagnose war auf Grund des begrenzten medizinischen Wissens ja lange Zeit nicht möglich.

Umso erstaunlicher ist es, dass Hippokrates (460–337 B. C.) vor mehr als 2000 Jahren schon sehr genaue Kenntnisse zur Gicht niedergelegt hat. Ihm standen nur die genaue Anamneseerhebung einschließlich der Kenntnisse der familiären Besonderheiten, die Bewertung der Ernährungsgewohnheiten, die körperliche Untersuchung, die Langzeitbeobachtung, der Vergleich mit anderen Erkrankungen und sein genialer Geist zur Verfügung. Technische Untersuchungsmöglichkeiten gab es noch nicht. Trotzdem gelang es ihm, die wesentlichen noch heute gültigen Kriterien und Besonderheiten der Gicht darzustellen.

Er beschrieb die Gicht als eine der heftigsten aller Gelenkerkrankungen, die mit steinartigen Ablagerungen und Deformationen der Gelenke einhergeht. Sie befällt vorzugsweise Erwachsene, selten junge Burschen, Frauen erst nach der Menopause, nie Eunuchen. Sie tritt oft in Familien als Erbkrankheit auf. Er kannte die Verbindung zu Nieren- und Blasensteinen, den unerfreulichen Einfluss des Nichtstuns, der Ausschreitungen bei Tisch sowie die Wirksamkeit von Colchicin, und er trennte die Gicht bereits vom rheumatischen Fieber ab [10].

Auf der Grundlage der bis ins 18. Jahrhundert vorherrschenden Humoralpathologie von Galen, die im Vergleich zu Hippokrates einen Rückschritt darstellte, wurde dann in der fehlerhaften Mischung der Körpersäfte die Hauptursache aller Krankheiten gesehen. Die „Materia peccans" sammelte sich in verschiedenen Körperteilen und führte zu Schmerzen und Entzündungen. Dementsprechend wurde der akute Gichtanfall als das Bemühen der Natur betrachtet, die angesammelte Gichtmaterie aus dem Blut auszuscheiden. Dazu eignete sich die tiefste Stelle des aufrecht gehenden Menschen am besten, die Großzehe [11].

Zahlreichen berühmten Persönlichkeiten wurde im Laufe der Jahrhunderte eine Gichterkrankung nachgesagt. Alle vereinigte eine wirtschaftlich herausgehobene

Stellung mit der Möglichkeit, sich purinreich zu ernähren. Sie hatten ungehinderten Zugriff auf Fleisch, Fleischwaren, Alkohol, besonders Bier, sowie Fruktose und bewegten sich häufig wenig (Abb. 1.1).

Man sprach von der Krankheit der „Könige" und tatsächlich trat sie in Königshäusern gehäuft auf, was auch auf die genetischen und genealogischen Besonderheiten hinweist. Berühmte Beispiele sind die englischen Königshäuser, die zahlreiche Karikaturisten auf den Plan riefen. Zu nennen sind u. a. Thomas Rowlandson (1756–1827), James Gillray (1757–1815), George Cruickshank (1792–1878) [12].

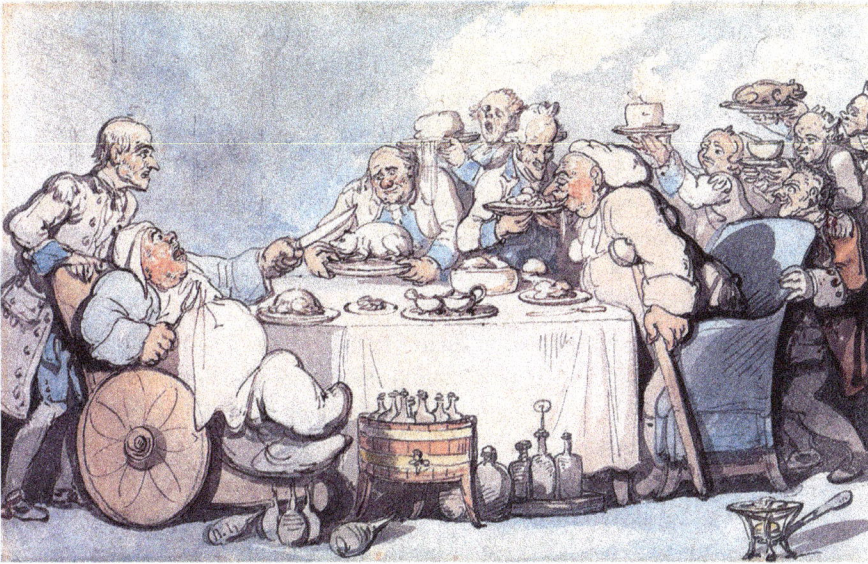

Abb. 1.1: Das Gastmahl der Gichtkranken. Konturstich. Thomas Rowlandson 1792. (Nach Vogt, Helmut: Das Bild des Kranken. München 1969, S.172).

Bei Karl dem V. wurde erst kürzlich die Gicht histologisch an einem Fingerknochen gesichert [13]. Im preußischen Königshaus erkrankten Friedrich der I. (1657–1713), Friedrich Wilhelm der I. (1688–1740) und sein Sohn Friedrich der Große (1701–1786).

Alle waren große Esser, wobei Wilhelm der I. ausgesprochen dickleibig, Friedrich der Große aber relativ schlank war. Vielleicht lag bei Friedrich dem Großen eine renale Harnsäureausscheidungsstörung vor. Friedrich der Große soll vor jedem Gichtanfall gesagt haben: „Ich werde Fieber haben, ich werde leiden, ich werde zuweilen schreien, meine Pfoten werden anschwellen." [14]. Das hinderte Friedrich den Großen jedoch nicht, noch zehn Tage vor seinem Tode eine ausgesprochen purinreiche Tagesgesamtmahlzeit zu sich zu nehmen [14].

Von Thomas Sydenham (1624–1689) stammt in seinem „Tractatus de Podagre et Hydrope", das 1683 zum ersten Mal in London erschien, die wohl eindrücklichste

Schilderung der Gicht der damaligen Zeit. Sydenham litt selbst an der Gicht und beschrieb über einen Zeitraum von 20 Jahren seine Krankheitsgeschichte. Sydenham schreibt: „(...) die Gicht befällt meist alte Leute, welche ihre besten Jahre in der Weichlichkeit und Zärtlichkeit zugebracht haben, leckerhafte Speisen, Wein und andere Getränke zu häufig geliebt, zuletzt aber alle in der Jugend angewöhnten Leibesübungen auf einmal unterlassen haben." [1].

In Sydenhams Schilderungen des akuten Gichtanfalls wird auf die äußerste Schmerzhaftigkeit verwiesen, so dass „das blosse Gewicht der überliegenden Betttücher und die vom starken Auftreten verursachte Erschütterung im Zimmer den Schmerz vermehren." [1].

Der englische Karikaturist James Gillrey hat diese Schmerzhaftigkeit mit seinem „Gichtteufel", der sich im Großzehengrundgelenk festbeißt, überzeugend dargestellt.

Der Nürnberger Ratsherr und Gelehrte Willibald Pirckheimer (1470–1530), der streitbar war und die Feder brillant führte, hat mit Witz und Hintersinn seine eigene Krankheit, die ihn seit 1512 bis zu seinem Tode begleitete, in seiner „Apologia seu Podagrae laus" beschrieben. Mit diesem „Selbstlob der Gicht" parodiert er die „Verteidigungsrede alten griechischen Typs", wo der Angeklagte, wie es Sokrates tat, seine Sache selbst vertritt. Der dick bandagierte Fuß des Podragisten wurde immer wieder zum künstlerischen Symbol für den Gichtkranken.

Wilhelm Busch, der selbst an einer Gicht litt, hat zudem in seinen Illustrationen zum „Der neidische Handwerksbursch" durch die brennende Kerze dokumentiert, dass der akute Gichtanfall nachts kommt. Gut beobachtet! Heute wissen wir, dass der nächtliche Zytokinausstoß die Ursache für den akuten Gichtanfall ist.

Seit Hippokrates, der bei der Gichterkrankung auf „gewisse moralische Faktoren" verwies, wurde davon ausgegangen, dass Gichtkranke zu höheren geistigen Leistungen befähigt waren. Als die Harnsäure als Ursache der Gicht erkannt wurde, schrieb man ihr eine positive Wirkung auf die Hirnfunktion zu. Es verwundert deswegen nicht, dass die Gicht über Jahrhunderte hinweg als eine sozial akzeptierte und honorige Krankheit angesehen wurde. Die Ahnentafeln der Familien wurden dahingehend untersucht, ob nicht doch einer der Vorfahren eine Gicht aufgewiesen hatte. Damit gehörte man dann in den erlauchten Kreis geistig hochstehender Persönlichkeiten. Die Betreuung der Gichtkranken ergab ein einträgliches Geschäft, sowohl für die Wirtschaft als auch für die Ärzte. Spezielle Krückstöcke, gefütterte Gichtstiefel, Rollstühle usw. wurden von namhaften Möbelherstellern (Chippendale, Sheraton, Hepplewhite) angefertigt.

Ein Londoner Modearzt des frühen 19. Jahrhunderts hinterließ das immense Vermögen von 100.000 Pfund, wovon schätzungsweise ein Drittel aus der Behandlung von Gichtkranken stammte [1]. William Heberden schrieb 1802: „Dies scheint die Lieblingskrankheit unseres Zeitalters zu sein. Die sie nicht haben, begehren sie, die die sie zu haben meinen, prahlen damit. Nur die wirklich daran leiden, beklagen dies von Herzen." [1]

Die Gichterkrankung wurde und wird deswegen bis heute teilweise nicht so recht ernst genommen. Ihr haftet immer noch das Karikaturhafte an. Gicht und Arthritis wurden, bevor man genauere Kenntnisse über die Krankheit hatte, für lange Zeit gleichgesetzt. Heute wissen wir, dass nicht alle Persönlichkeiten, die angeblich an einer Gicht litten, diese Erkrankung auch wirklich aufwiesen. Das liegt auch daran, dass die Unterscheidung zwischen entzündlichen und nichtentzündlichen Erkrankungen des rheumatischen Formenkreises erst in neuerer Zeit möglich war. So konnten die Paläopathologen nachweisen, dass die „Familienkrankheit der Medici keine Gicht war", sondern bei den Medici eine diffuse idiopathische Skeletthyperostose (DISH) auftrat [15]. Georg Friedlich Händel litt an einer Bleigicht, verursacht durch Blei-II-Azetat. Wein und speziell Portwein enthielten bis in das 19. Jahrhundert Bleizusätze, ebenso als „Bleizucker" bezeichnet, um auch in schlechten Jahrgängen eine angenehme Süße zu entfalten. Händel war ein starker Portweintrinker. Ein Entzug linderte seine Lähmungserscheinungen deutlich [16]. Auch die Diagnose „Gicht" bei Erasmus von Rotterdam muss heute bezweifelt werden. Erasmus von Rotterdam schrieb an Thomas Morus: „Du hast Nierensteine und ich die Gicht, wir haben zwei Schwestern geheiratet." [11]. Von Erasmus von Rotterdam wissen wir heute, dass er eine schwere Form einer Arthrose aufwies [17]. Bei den „Nierensteinen" von Thomas Morus könnte es sich auch um Calcium-Oxalat-Steine gehandelt haben, die unabhängig von der Gicht auftreten [11]. Die sogenannten „Gichtfinger", insbesondere, wenn sie bei Frauen beschrieben wurden, waren sicher überwiegend Fingerpolyarthrosen. Doch bis die Gicht, verursacht durch Harnsäure-Ablagerungen in den Geweben, als Stoffwechselerkrankung erkannt wurde, war es noch ein weiter Weg. Mit der Entwicklung chemischer und technischer Untersuchungsmethoden brachten die Gelehrten zunehmend Licht in das Mysterium „Gicht". Carl Wilhelm Scheele (1742–1786) entdeckte Harnsäure 1776 in Blasensteinen [18]. William Hyde Wollaston (1766–1828) isolierte 1797 in einem angeblich eigenen Gichttophus Harnsäure und beschrieb damit erstmals die Verbindung zwischen Harnsäure und Gicht [18].

Alfred Baring Garrod (1819–1907) führte 1854 seinen berühmten Fadentest durch, bei dem durch die Auskristallisation der Harnsäure bei erhöhten Werten im Blut deren Kristallisationsfähigkeit nachgewiesen wurde [18]. Er wies auch Harnsäuredepots im Gelenkknorpel bei Gicht nach. Im Jahr 1859 erschien seine berühmte Abhandlung: „The nature and treatment of gout and rheumatic gout" (Abb. 1.2).

Heute können wir mit der DECT-Technik die Harnsäure-Ablagerungen im Körper darstellen. Fortschritte in der Diagnostik der Gicht erbrachten auch die Mikroskopiertechniken. Antoni van Leeuwenhoek (1632–1723) baute die ersten Lichtmikroskope. Seine Erkenntnisse wurden lange Zeit vergessen. Mit der Entwicklung der modernen Polarisationsmikroskope konnten die Kristallarthropathien dann genauer differenziert werden.

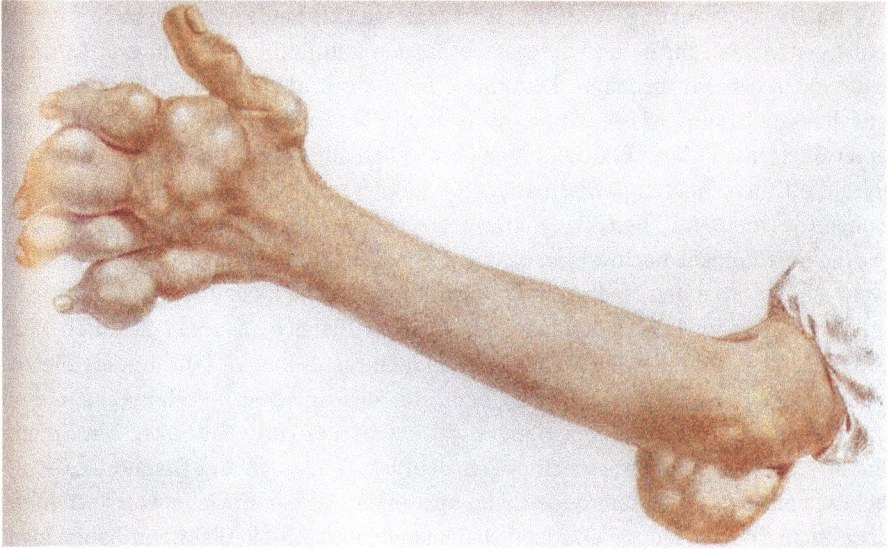

Abb. 1.2: „The nature and treatment of gout and rheumatic gout"Alfred Baring Garrod, 1859, Farblithographie, London.

Emil Fischer (1852–1919) synthetisierte 1898 erstmals das Grundgerüst der Harnsäure. Die Entdeckung der Röntgenstrahlen eröffnete die Möglichkeit der Bildgebung. Bereits 1896 erfolgten die ersten Röntgenaufnahmen zur Gicht in der Physikalisch-technischen Röntgenanstalt Berlin (Abb. 1.3).

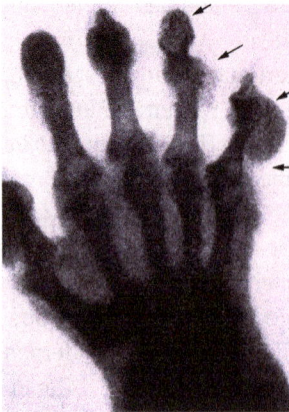

Abb. 1.3: Röntgenaufnahme einer „Gichthand", März 1896, Physikalisch-technische Röntgenanstalt Berlin.

1.2 Entwicklung der Therapie

Harnsäuresenkende Medikamente wurden erst im 20. Jahrhundert entwickelt. Bis dahin spielten Schmerzstillung, alternative Behandlungsmethoden, wie Schröpfen, Aderlass, Klistiere, Hypnose, aber auch reine Scharlatanerie, eine nicht zu unterschätzende Rolle.

Da die Ursache der Gicht nicht bekannt war, wurden alle Arten von Gliederschmerzen, Entzündungen, Lähmungen und Krämpfen als Gicht bezeichnet. Im Volksglauben galt das Leiden auch als eine durch Besprechung oder Zaubereinwirkung hervorgerufene Erkrankung [19].

Die Medizinmänner der Naturvölker kannten eine ganze Reihe von Heilpflanzen, deren Inhaltsstoffe schmerzlindernd wirkten. Es handelte sich ganz wesentlich um die natürlich vorkommenden Salicylate, z. B. aus der Weidenrinde.

Colchizin, ein Alkaloid, das in allen Teilen der Herbstzeitlosen (Abb. 1.4) enthalten ist, wurde schon vor tausenden von Jahren eingesetzt. Es ist bis heute eine der wirksamsten Substanzen im akuten Gichtanfall. Wegen seiner Nebenwirkungen bei Überdosierung geriet es lange in Vergessenheit. Erst im 13. Jahrhundert verordneten es byzantinische Ärzte abermals. Der französische Arzt und Chirurg Ambroise Paré führte es in Mitteleuropa im 16. Jahrhundert wieder ein.

Theophrastus Bombastus von Hohenheim (1493–1541), genannt Paracelsus, fertigte das in Alkohol gelöste opiumhaltige „Laudanum" an und führte es in die Schmerztherapie ein. Es wurde erst Anfang des 20. Jahrhunderts verboten. Salizylsäure und Azetylsalizylsäure waren dann die ersten chemisch hergestellten Schmerzmittel. Cortison, das erste stark analgetisch und antiphlogistisch wirksame Medikament, das bis heute auch in der Rheumatherapie unverzichtbar ist, wurde ab 1956 eingesetzt. Die nichtsteroidalen Antiphlogistika stellten dann eine weitere wesentliche Bereicherung der Schmerztherapie bei Gichtanfällen dar. Alle diese Medikamente hatten aber noch keinen oder nur unwesentlichen Einfluss auf die Harnsäuresenkung.

Das erste Urikostatikum, Allopurinol, wurde 1966 zugelassen und gehört seit 1977 laut Liste der WHO zu den unentbehrlichen Arzneimitteln. Febuxostat, das deutlich effektiver ist und weniger Nebenwirkungen aufweist, kam erst 1998 bzw. 2005 auf den Markt. Es folgten als weitere therapeutische Option die Urikosurika, die die renale Harnsäureausscheidung verbesserten.

Phenylbutazon und Ketophenylbutazon waren antiphlogistisch wirksame Substanzen, die zusätzlich urikosurisch wirkten. Das galt besonders für das Kebuzon. Sie stehen heute, auch wegen ihrer Nebenwirkungen, für die Langzeitanwendung nicht mehr zur Verfügung. Mit Benzbromaron kam 1967 dann ein stark wirksames Urikosurikum auf den Markt, das aber heute in manchen Ländern nicht mehr zugelassen ist. In Deutschland steht es uns glücklicherweise noch zur Verfügung. Eine Reihe wesentlich stärker wirksamer Urikosurika befinden sich in der Entwicklung. Fasst man die nichtmedikamentösen Behandlungsmaßnahmen (Umstellung der Ernährungs- und

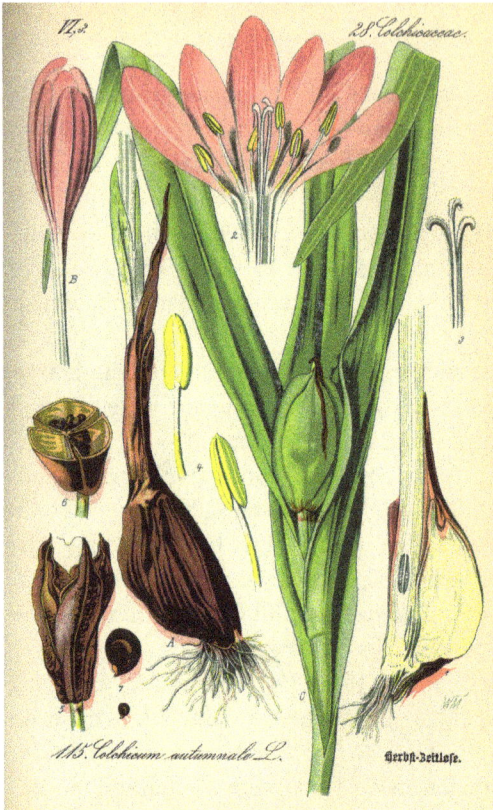

Abb. 1.4: Herbstzeitlose (Colchicum autumnale). Illustration aus Otto Wilhelm Thomé, Flora von Deutschland, Österreich und der Schweiz (1885).

Lebensgewohnheiten) und die pharmakologischen Interventionsmöglichkeiten zusammen, so können wir die Gicht heute sehr gut behandeln.

Trotz aller Fortschritte in der Diagnostik und Therapie der Gicht gibt es aber noch eine ganze Reihe ungelöster Fragen:

– Welche Auswirkung hat die reine Hyperurikämie auf die Lebenserwartung?
– Welche Rolle spielt die Hyperurikämie bei der Entstehung der Arthrosen?
– Warum bekommen einige Patienten mit gleich hohen Harnsäurewerten nur selten Gichtanfälle bzw. kaum Tophi?
– Welche Komorbiditäten mit weiteren metabolischen Störungen sind besonders gefährlich?
– Warum werden einige Gichtpatienten auch ohne Behandlung sehr alt (Beispiel Michelangelo, Goethe)?
– Welche Rolle spielt die Genetik wirklich?

Es bleibt also spannend, sich mit dem „Mysterium Gicht" zu beschäftigen.

Literatur

[1] Blaker J. Sozialgeschichte der Gicht. Wiss. Abt. der Fa.Henning, Berlin 1989, 1–13

[2] Grassi W. History of gout. Primula Multimedia S.r.l. 2012.

[3] Johnson RJ, Titte S, Cade JR, Rideout BA, Oliver WJ. Uric acid, evolution and primitive cultures. Semin Nephrol 2005; 25, 3–8.

[4] Johnson RJ, Gaucher EA, Santin YY, Henderson GN, Anghofer AJ. Brenner SA. The planetary biology of ascorbate and uric acid and their relationship with epidemic of obesity and cardiovacular disease. Med Hypotheses 2008; 71, 22–31.

[5] Watanabe S, Kang DH, Feng L, Nakagawe T, Kanellis J, Lau H et al. Uric acid, hominoid evolution, and the pathogenesis of salt-senitivity. Hypertension 2002; 40, 355–360.

[6] Gaffo AL, Jacobs DR Jr, Sijtsma F, Lewis CE, Mikuls TR, Saag KG. Serum urate association with hypertension in young adults: analysis from the coronary artery risk development in young adults cohort. Ann Rheum Dis 2013; 72, 1321–1322.

[7] Vithart V, Rudan I, Hayward C, Gray NK, Floyd J, Palmer CN et al. SLC2A9 Is a newly idendified urate transporter influence serum urate concentration, urate excretion and gout. Nat Genet 2008; 40(4), 437–442.

[8] Köttgen A, Albrecht E, Teumer A, Vithart V, Krumsiek J, Hundertmark C et al. Genome-wide association analysis identify 18 new loci associated with serum urate concentration. Nat Genet. 2013 Feb; 45(2), 145–154.

[9] Schröder HE. Gicht. In: Hartmann F, Phillip T (Hrsg.): Klinik der Gegenwart. Urban & Schwarzenberg München – Wien – Baltimore 1993; XIV, 1, 1–48.

[10] Hippokrates: In: Litté E, Hakkert A. Oeuvres completes d' Hippokrate Bd IV (Aphorismen 28–30 des 6. Teils); Amsterdam 1962, 571.

[11] Mertz DP. Gicht im Spiegel der Jahrtausende. In: Gicht: Störungen des mPurin- und Pyrimidinstoffwechsels; 5., überarb. Aufl. Stuttgart; New York; Thieme, 1987, 4–10.

[12] Talbott JH, Yü Ts. Gout and uric acid metabolism. Georg Thieme Publishers, Stuttgart 1976, 1–25.

[13] Ordi J, Alonso PL, Zulueta JD, Esteban J, Velasco M, Campe E, Fernandez PL. The severe gout of holy roman emperor Charles V. New Engl J Med 2006; 355, 515–520.

[14] Fahlenkamp D. Friedrich der Große, der Patient, seine Ärzte und die Medizin seiner Zeit. Edition Rieger 2013, 2., verb Auflage.

[15] Fornaciari G, Giuffra V. The „gout of the Medici": making the modern diagnosis using paleopathlogy. Gene 2013 Oct 1; 528(1), 46–50.

[16] Frosch WA. The „Case" of George Frederic Handel. New Engl J Med 1989; 321, 765–769.

[17] Dequeker J. Art, history, and rheumatism: the case of Erasmus of Rotterdam 1466–1536 suffering from pustolotic arthro-osteitis. Ann Rheum Dis 1991; 50, 517–521.

[18] Zöllner N (Hrsg.). Hyperurikämie, Gicht und andere Störungen des Purinhaushaltes. Springer-Verlag Berlin Heidelberg New York, 2., überarb. Aufl., 1990.

[19] Heidelmann G, Thiel P. Das Gichtsyndrom. Verlag Theodor Steinkopf Dresden, 1973.

Bernhard Manger und Martin Herrmann

2 Ätiologie und Pathogenese der Gicht

Die Gicht, ist nicht nur die häufigste entzündlich-rheumatische Erkrankung in westlichen Ländern, sie ist auch eine von wenigen Erkrankungen in der Rheumatologie, deren Ätiologie als bekannt gelten darf. Dennoch gibt es zahlreiche aktuelle Entwicklungen aus der Grundlagenforschung zur Pathogenese der Gicht, die auch unmittelbare klinisch-therapeutische Relevanz besitzen. Zum einen sind dies Untersuchungen
- zur genetischen Basis der Hyperurikämie und zu Urat-Transportersystemen,
- zur Induktion von Entzündungsmechanismen durch Uratkristalle und
- zur Tophusformation und Terminierung des Gichtanfalls.

2.1 Kristallformation

Harnsäure ist eine schwache Säure (pK$_a$ 5,75) und liegt bei einem physiologischem pH von 7,4 zu 98 % in ionisierter Form als Urat-Anion vor, im extrazellulären Milieu mit Na$^+$ als korrespondierendem Kation. Überschreitet die Konzentration von Natriumurat den Grenzwert von 6,8 mg/dl, bilden sich in der gesättigten Lösung Kristallisationskeime aus und es kommt zu longitudinalem Wachstum mit Ausbildung der charakteristischen nadelförmigen Kristalle [1]. Die Erstbeschreibung von Uratkristallen in einem Gichttophus im Jahre 1684 geht auf den Erfinder des Mikroskops Antoni van Leeuwenhoek zurück [2].

Die Konzentration von Natriumurat in der Synovialflüssigkeit (Abb. 2.1) entspricht der des Serums, darüber hinaus hängt die Bildung von Kristallen jedoch von einer Reihe weiterer Einflussfaktoren ab [3]:
- Temperatur: Die Löslichkeit von Kristallen nimmt mit der Temperatur ab, was eine Erklärung für die verstärkte Beteiligung distaler kleiner Gelenke sein könnte,
- pH-Wert: starker Alkoholgenuss, Fasten oder Azidosen anderer Genese (z. B. bei Patienten auf Intensivstationen) sind bekannte Auslöser von Gichtattacken,
- Zusammensetzung der Synovialflüssigkeit und Knorpelschäden.

Die Assoziation zwischen degenerativen Knorpelveränderungen und der Ablagerung von Uratkristallen ist klinisch seit langem bekannt und in verschiedenen Studien beschrieben. So findet sich etwa ein Hallux valgus gehäuft bei Patienten mit Gicht [4]. In einer großen Studie wurden post mortem die Sprunggelenke von über 4000 Individuen untersucht. Es fanden sich bei 4,7 % insgesamt und bei 6,8 % der über 60-Jährigen Kristall-Ablagerungen (Mononatriumurat oder Calciumpyrophosphat) auf oder dicht unterhalb des hyalinen Talusknorpels. Es zeigte sich nicht nur eine hoch signifikante Assoziation von Kristall-Ablagerungen mit dem Grad der Knorpeldegeneration, auch waren die Kristalle in der Regel in unmittelbarer Nachbarschaft

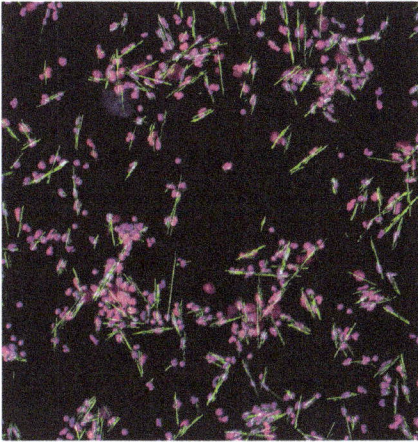

Abb. 2.1: Die Synovialflüssigkeit aus Gichtpatienten enthält Aggregate aus Natriumuratkristallen (grün) und Leukozyten (violett).

zu Knorpelschäden lokalisiert [5]. Jedoch auch wenn die Assoziation von Osteoarthrose und Kristallarthropathie gut gesichert ist, eine Kausalität ist durch solche Querschnittstudien nicht zu beweisen. Es stellt sich daher die Frage: Begünstigt das Vorliegen arthrotischen Knorpels nur die Ablagerung von Kristallen oder induzieren Uratkristalle ihrerseits die Knorpeldegeneration?

Einerseits können Veränderungen im lokalen Milieu eines arthrotischen Gelenks, wie erhöhte Konzentrationen von Chondroitinsulfat oder die Degradation von Protein-Polysaccharidkomplexen, die Löslichkeit des Natriumurats herabsetzen [4]. Andererseits zeigen aktuelle Untersuchungen eine gute Korrelation der intraartikulären Konzentration von (löslicher) Harnsäure mit intraartikulären IL-1β- und IL-18-Spiegeln und dem radiologischen Schweregrad einer Arthrose. Allerdings sind in dieser Studie die intraartikulären Harnsäurewerte (im Gegensatz zum IL-18) nicht prädiktiv für eine Verschlechterung der Arthrose während der nächsten drei Jahre [6].

Neue Aspekte ergeben sich aus Studien der Arbeitsgruppe um Dalbeth in Neuseeland zur direkten Interaktion von Uratkristallen und Knochengewebe. Es zeigte sich, dass bei Patienten mit erosiver Arthritis urica sowohl in vitro als auch in histologischen Untersuchungen eine erhöhte Zahl und Aktivität von Osteoklasten-Vorläuferzellen induziert wird [7], ein Vorgang, der über die Produktion von RANKL durch T-Zellen reguliert wird [8]. Im Gegensatz hierzu werden die Differenzierung der Osteoblasten und die Knochenmineralisierung in Zellkulturen durch Uratkristalle deutlich gehemmt [9].

2.2 Genetik

Eine verminderte renale Exkretion von Urat ist für die meisten Fälle von Hyperurikämie ursächlich, während eine Überproduktion von Harnsäure in weniger als 10 % der Fälle beobachtet wird. Der bekannteste renale Mechanismus zur Harnsäureregulation ist der Anionentransporter URAT1 im proximalen Tubulus, der die Urat-Reabsorptionsrate kontrolliert und durch Urikosurika (Benzbromaron, Probenecid, Sulfinpyrazon) und Losartan gehemmt wird [3]. In einer Metaanalyse mit über 28000 Individuen bestätigte sich, dass genetische Polymorphismen im Gen für URAT1 auf Chromosom 11 eine Assoziation mit der Höhe des Serum-Harnsäurespiegels aufweisen. Noch signifikanter war diese Assoziation jedoch für genetische Varianten in zwei weiteren tubulären Transportsystemen, GLUT9 und ABCG2, die beide auf dem Chromosom 4 lokalisiert sind [10].

In einer genomweiten Analyse wurden nun bei über 140.000 Individuen mit europäischer Abstammung 28 Genloci identifiziert, die mit der Höhe der Serumharnsäure und Gicht assoziiert waren, von denen bei 18 diese Assoziation bis *dato* unbekannt war. Die meisten der bereits bekannten Gene kodieren für Proteine, die über tubuläre Transportsysteme die Exkretion der Harnsäure regulieren [11]. Hingegen entfalten einige der neu entdeckten assoziierten Gene ihre Wirkung durch die Steigerung der Synthese von Harnsäure. Mehrere dieser Genprodukte sind Wachstums- und Transkriptionsfaktoren oder beeinflussen den Glukosemetabolismus und Pentosephosphat-Zyklus, der für die *De-novo*-Purinsynthese von Bedeutung ist. Auch Verbindungen zwischen Hyperurikämie und Insulinresistenz lassen sich über diese genetischen Assoziationen erklären [12]. Diese Assoziationsanalysen eröffnen eine ganze Reihe von Möglichkeiten für gezielte harnsäuresenkende Therapien, die über die Beeinflussung der renalen Ausscheidung hinausgehen.

2.3 Akuter Gichtanfall

Warum lösen eigentlich an sich harmlose Uratkristalle eine solch starke inflammatorische Reaktion aus? Die gängige Hypothese geht dahin, dass es bei der Nekrose von Zellen zur schlagartigen Freisetzung von Urat kommt, das bei Kontakt mit extrazellulärem Na^+ zur Ausbildung der pathognomonischen Kristalle führt. Diese stellen ein „Danger"-Signal für die Aktivierung immunkompetenter Zellen dar. Uratkristalle könnten somit auch als „endogenes Adjuvans" bezeichnet werden [13]. Sogar bei der Fieberauslösung durch hämolytische Malariaschübe und bei der Chronifizierung von kutanen Ulzera scheinen Uratkristalle eine pathogenetische Rolle zu spielen [14, 15].

Es konnte gezeigt werden, dass die Aktivierung phagozytierender Zellen durch Natriumuratkristalle nicht über einen spezifischen Rezeptor vermittelt wird, sondern dass die Kristalle direkt mit Cholesterinmolekülen der Plasmamembran interagieren und so die Phagozytose einleiten [13]. Auch die Zusammensetzung der Uratkristalle und das extrazelluläre Milieu spielen eine entscheidende Rolle für das Ausmaß der entzündlichen Reaktion [16, 17].

Durch die grundlegenden Arbeiten von Tschopp und Kollegen ist seit einigen Jahren bekannt, dass die Phagozytose der Uratkristalle intrazellulär das NALP3-Inflammasom aktiviert [18]. Letzteres ist ein intrazellulärer Proteinkomplex, der durch bakterielle Produkte, Stress- oder andere Gefahrensignale aktiviert wird, daraufhin Oligomere bildet und über die Bindung von Adapter-Proteinen das Zymogen Pro-Caspase-1 spaltet und so aktiviert. Aktive Caspase ihrerseits spaltet Pro-IL-1β und Pro-IL-18 in die jeweils biologisch aktiven Moleküle. Die Freisetzung von IL-1β und IL-18 bewirkt schließlich die starke entzündliche Reaktion des umgebenden Gewebes [19–21]. Somit lässt sich die akute Gicht als erworbene IL-1β-getriggerte autoinflammatorische Erkrankung einordnen. In einem Tiermodell der uratkristallinduzierten Arthritis hatte sowohl die subkutane prophylaktische als auch die therapeutische Gabe eines IL-1-Antagonisten einen drastischen anti-inflammatorischen Effekt [22].

Doch neue pathophysiologische Erkenntnisse führen nicht nur zu modernen Therapien, auch lang etablierte Behandlungsansätze, wie Colchicin, erscheinen unter neuem Licht. Der seit langem bekannte inhibitorische Effekt des Colchicins auf intrazelluläre Mikrotubuli scheint die Aktivierung der Inflammasomen ebenfalls sehr wirksam verhindern zu können [18].

Aktuelle Untersuchungen widmen sich der Erforschung weiterer molekularbiologischer Details dieses Aktivierungsvorgangs [23, 24]. So konnte gezeigt werden, dass freie Fettsäuren hier synergistisch mit Uratkristallen wirken, was eine Erklärung für die Auslösung von Gichtanfällen durch fettreiche Nahrung oder durch den Abbau körpereigener Fette während Hungerphasen („feasting and fasting") sein könnte [25].

2.4 Tophusformation und Terminierung der Entzündung

Dass IL-1β nicht nur für die Pathogenese des akuten Gichtanfalls von Bedeutung ist, sondern auch bei chronischen Verläufen eine zentrale Rolle spielt, zeigen immunhistologische Untersuchungen an exzidierten Gichttophi. Um den zentralen Kern mit dicht gepackten Harnsäurekristallen herum findet sich eine „Corona-Zone" mit Entzündungszellen, von denen CD68+ mononukleäre und multinukleäre Zellen sowie Plasmazellen den Hauptanteil ausmachen. T-Zellen und Mastzellen sind vereinzelt, B-Zellen und lebende Neutrophile sind kaum zu finden. In Assoziation zu den CD68+ Makrophagen zeigt sich neben einer starken Expression von IL-1β auch eine Expression des anti-inflammatorischen Zytokins TGF-β [26].

Während die Mechanismen zu Beginn eines Gichtanfalls heute gut erklärbar sind, gab es zur spontanen Beendigung der Entzündungsreaktion bisher nur Hypothesen [27]. Die bislang überzeugendste Erklärung für das „Abschalten" des Gichtanfalls wird in einer aktuellen Arbeit von Schauer et al. präsentiert [28]. Die Schlüsselrolle spielen hierbei neutrophile Granulozyten, die nach der Initialphase der akuten Attacke in großer Zahl in das Gelenk oder entzündete Gewebe einwandern [29].

Eine Schlüsselrolle nimmt hierbei eine Reaktion neutrophiler Granulozyten ein, die als „NET-Formation" oder „NETose" bezeichnet wird. NET steht für „neutrophil extracellular traps", das sind fibröse Strukturen, die durch das Absterben neutrophiler Granulozyten (Abb. 2.2, 2.3) während der Entzündungsreaktion freigesetzt werden. Sie bestehen vorwiegend aus Chromatin und antimikrobiellen Enzymen aus den Granula der Neutrophilen und stellen einen Bestandteil der unspezifischen Immu-

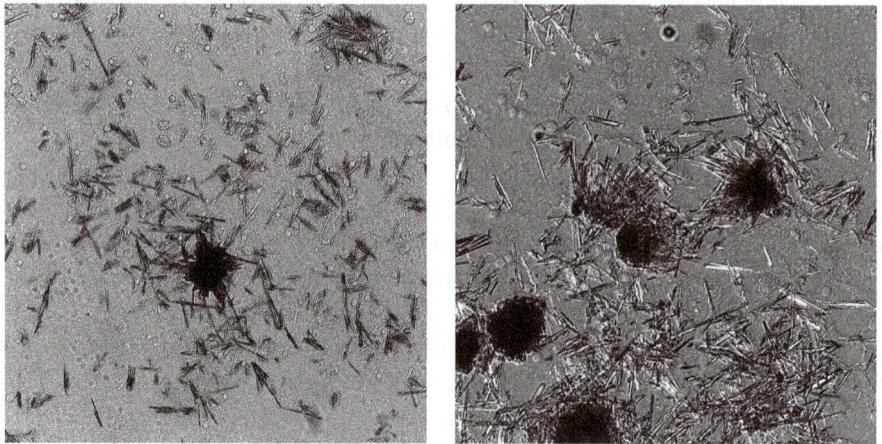

Abb. 2.2: Natriumuratkristalle werden von neutrophilen Granulozyten aggregiert.

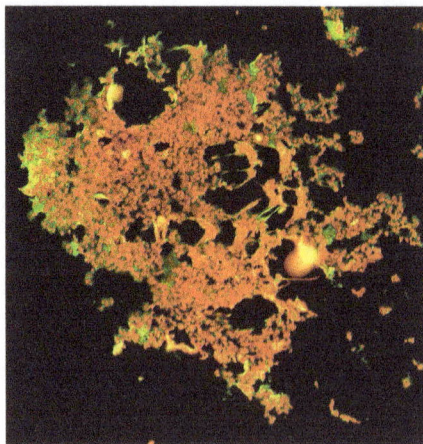

Abb. 2.3: Neutrophile Granulozyten und Natriumuratkristalle formen tophusähnliche Strukturen in vitro (grün: Neutrophilenelastase-Färbung; rot: DNA-Färbung).

nantwort („innate immunity") dar, da vor allem bei hoher Erregerdichte Bakterien in diesen NETs eingefangen und unschädlich gemacht werden können. Vor kurzem beobachteten wir, dass auch Natriumuratkristalle NETose auslösen können. Dies ist offensichtlich ein IL-1β-abhängiger Vorgang, da er durch den IL-1-Rezeptorantagonisten Anakinra und durch IL-1β-Antikörper inhibiert wird [30, 31].

Bei den extrem hohen Granulozytenkonzentrationen in der Synovialflüssigkeit bei Gichtarthritis führt dies nicht nur zur Sequestrierung des auslösenden inflammatorischen Stimulus, sondern auch zum proteolytischen Abbau proinflammatorischer Zytokine. Im Tiermodell entwickeln genetisch veränderte Mäuse, die kaum NET-Aggregate ausbilden können, nach Injektion von Uratkristallen in die Pfote eine über Wochen anhaltende chronische Arthritis, während bei normalen Mäusen die Entzündung nach wenigen Tagen wieder abklingt. Die NET-Bildung durch die Lyse neutrophiler Granulozyten ist wohl der Schlüsselmechanismus zur Terminierung der akuten Entzündungsreaktion und die Keimzelle der Tophusbildung beim Übergang zur chronischen Phase der Erkrankung [28, 32].

Literatur

[1] Martillo MA, Nazzal L, Crittenden DB. The crystallization of monosodium urate. Curr Rheumatol Rep 2014, 16, 400.
[2] McCarty DJ. A historical note: Leeuwenhoek's description of crystals from a gouty tophus. Arthritis Rheum 1970, 13, 414–418.
[3] Richette P, Bardin T. Gout. Lancet 2010, 375, 318–328.
[4] Roddy E. Revisiting the pathogenesis of podagra: why does gout target the foot? J Foot Ankle Res 2011, 4, 13.
[5] Muehleman C, Li J, Aigner T, Rappoport L, Mattson E, Hirschmugl C, Masuda K, Rosenthal AK. Association between crystals and cartilage degeneration in the ankle. J Rheumatol 2008, 35, 1108–1117.
[6] Denoble AE, Huffman KM, Stabler TV, Kelly SJ, Hershfield MS, McDaniel GE, Coleman RE, Kraus VB. Uric acid is a danger signal of increasing risk for osteoarthritis through inflammasome activation. Proc Natl Acad Sci USA 2011, 108, 2088–2093.
[7] Dalbeth N, Smith T, Nicolson B, Clark B, Callon K, Naot D, Haskard DO, McQueen FM, Reid IR, Cornish J. Enhanced osteoclastogenesis in patients with tophaceous gout. Arthritis Rheum 2008, 58, 1854–1865.
[8] Harre U, Derer A, Schorn C, Schett G, Herrmann M. T cells as key players for bone destruction in gouty arthritis. Arthritis Res Ther 2011, 13, 135.
[9] Chhana A, Callon KE, Pool B, Naot D, Watson M, Gamble GD, McQueen FM, Cornish J, Dalbeth N. Monosodium urate monohydrate crystals inhibit osteoblast viability and function: implications for development of bone erosions in gout. Ann Rheum Dis 2011, 70, 1684–1691.
[10] Kolz M, Johnson T, Sanna S, Teumer A, Vitart V, Perola M et al. Meta–analysis of 28, 141 individuals identifies common variants within five new loci that influence uric acid concentrations. Plos Genet 2009, 5, 1000504.
[11] Urano W, Taniguchi A, Inoue E, Sekita C, Ichikawa N, Koseki Y, Kamatani N, Yamanaka H. Effect of Genetic Polymorphisms on Development of Gout. J Rheumatol 2013, 40, 1374–1378.

[12] Köttgen A, Albrecht E, Teumer A, Vitart V, Krumsiek J, Hundertmark C et al. Genome-wide association analyses identify 18 new loci associated with serum urate concentrations. Nat Genet 2013, 45, 145–154.

[13] Shi Y, Mucsi AD, Ng G. Monosodium urate crystals in inflammation and immunity. Immunol Rev 2010, 233, 203–217.

[14] Gallego-Delgado J, Ty M, Orengo JM, van de Hoef D, Rodriguez A. A surprising role for uric acid: the inflammatory malaria response. Curr Rheumatol Rep 2014, 16: 401.

[15] Fernandez ML, Upton Z, Shooter GK. Uric acid and xanthine oxidoreductase in wound healing. Curr Rheumatol Rep 2014, 16, 396.

[16] Schorn C, Janko C, Munoz L, Schulze C, Strysio M, Schett G, Herrmann M. Sodium and potassium urate crystals differ in their inflammatory potential. Autoimmunity 2009, 42, 314–316.

[17] Schorn C, Strysio M, Janko C, Munoz LE, Schett G, Herrmann M. The uptake by blood-borne phagocytes of monosodium urate is dependent on heat–labile serum factor(s) and divalent cations. Autoimmunity 2010, 43, 236–238.

[18] Martinon F, Pétrilli V, Mayor A, Tardivel A, Tschopp J. Gout-associated uric acid crystals activate the NALP3 inflammasome. Nature 2006, 440, 237–241.

[19] Church LD, Cook GP, McDermott MF. Primer: inflammasomes and interleukin 1ß in inflammatory disorders. Nature Clin Pract Rheum 2008, 4, 34–42.

[20] Busso N, So A. Mechanism of inflammation in gout. Arthritis Res Ther 2010, 12, 206.

[21] Winzer M, Tausche AK, Aringer M. Kristallinduzierte Inflammasomaktivierung: Gicht und Pseudogicht. Z Rheumatol 2009, 68, 733–739.

[22] Torres R, Macdonald L, Croll SD, Reinhardt J, Dore A, Stevens S et al. Hyperalgesia, synovitis and multiple biomarkers of inflammation are suppressed by interleukin 1 inhibition are suppressed by interleukin 1 inhibition in a novel animal model of gouty arthritis. Ann Rheum Dis 2009, 68, 1602–1608.

[23] Shaw OM, Steiger S, Liu X, Hamilton JA, Harper JL. GM-CSF drives MSU crystal-induced inflammatory macrophage differentiation and NLRP3 inflammasome upregulation in vivo. Arthritis Rheumatol 2014, 66, 2423–2428.

[24] Choe JY, Jung HY, Park KY, Kim SK. Enhanced p62 expression through impaired proteasomal degradation is involved in caspase-1 activation in monosodium urate crystal-induced interleukin-1β expression. Rheumatology (Oxford) 2014, 53, 1043–1053.

[25] Jansen TL, Berendsen D, Crisan TO, Cleophas MC, Janssen MC, Joosten LA. New gout test: enhanced ex vivo cytokine production from PBMCS in common gout patients and a gout patient with Kearns-Sayre syndrome. Clin Rheumatol 2014, 33, 1341–1346.

[26] Dalbeth N, Pool B, Gamble GD, Smith T, Callon KE, McQueen FM, Cornish J. Cellular characterization of the gouty tophus. Arthritis Rheum 2010, 62, 1549–1556.

[27] Steiger S, Harper JL. Mechanisms of spontaneous resolution of acute gouty inflammation. Curr Rheumatol Rep 2014, 16: 392.

[28] Schauer C, Janko C, Munoz LE, Zhao Y, Kienhöfer D, Frey B et al. Aggregated neutrophil extracellular traps limit inflammation by degrading cytokines and chemokines. Nat Med 2014, 20: 511–517.

[29] Mitroulis I, Kambas K, Ritis K. Neutrophils, IL-1β, and gout: is there a link? Semin Immunopathol 2013, 35, 501–512.

[30] Mitroulis I, Kambas K, Chrysanthopoulou A, Skendros P, Apostolidou E, Kourtzelis I et al. Neutrophil extracellular trap formation is associated with IL-1β and autophagy-related signaling in gout. PLoS One 2011, 6, e29318.

[31] Schorn C, Janko C, Krenn V, Zhao Y, Munoz LE, Schett G, Herrmann M. Bonding the foe – NETting neutrophils immobilize the pro-inflammatory monosodium urate crystals. Front Immunol 2012, 3, 376.

[32] Maueröder C, Kienhöfer D, Hahn J, Schauer C, Manger B, Schett G, Herrmann M, Hoffmann MH. How neutrophil extracellular traps orchestrate the local immune response in gout. J Mol Med (Berl) 2015, 93, 727–734.

Anne-Kathrin Tausche

3 Klinik und Diagnostik der Gicht

3.1 Klinik der Gicht

3.1.1 Erstmanifestationen der Gicht

3.1.1.1 Kasuistik

Beim hausärztlichen Bereitschaftsdienst geht gegen 4:00 Uhr morgens ein Notruf eines 62-jährigen Mannes ein. Wegen heftigster Schmerzen im linken Fuß, die plötzlich „wie aus dem Nichts" aufgetreten sind, sei er vor einer Stunde wach geworden. Solche unbeschreiblichen Schmerzen habe er noch nie erlebt. Er habe keine Erklärung für die Schmerzen, er sei sonst eigentlich völlig gesund. Da er kaum auftreten könne und der Fuß so geschwollen sei, dass er in keinen Schuh passe, wäre es ihm unmöglich, in die Notaufnahme des 25 km entfernten Krankenhauses zu fahren. Beim Eintreffen des Bereitschaftsarztes öffnet der Mann humpelnd und barfuß mit schmerzverzerrtem Gesicht die Tür. Bereits aus der Distanz ist der deutlich glasig geschwollene und gerötete linke Vorfuß zu erkennen (Abb. 3.1). Auf Nachfrage des Arztes nach mögli-

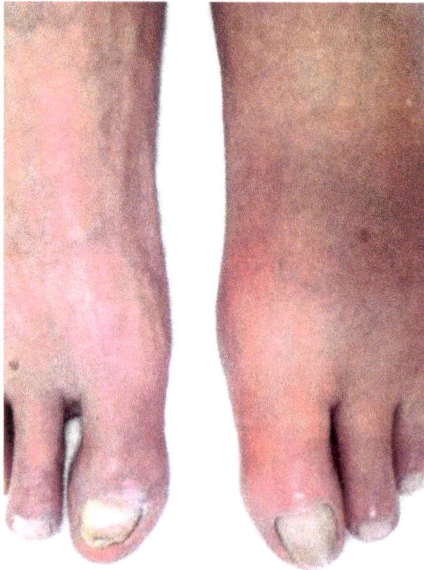

Abb. 3.1: Bei der Inspektion zeigen sich das Großzehengrundgelenk (MTP1) und der Vorfuß links gerötet und geschwollen, die Palpation ist in diesem Bereich schmerzbedingt kaum möglich. Nebenbefundlich besteht eine Onychomykose Unguis I rechts.

chen Auslösern für die akute Entzündung gibt der Mann an, am gestrigen Abend mit Arbeitskollegen zum Kegeln gewesen zu sein. Wie immer hatten sie einen lustigen Abend. Da ein Freund anlässlich seines 60. Geburtstages „einen ausgegeben habe", sei aber doch etwas mehr gegessen und (Alkohol) getrunken worden als sonst. Die Frage nach einem Trauma verneint der nur leicht übergewichtige Mann.

3.1.1.2 Klinik des ersten akuten Gichtanfalles

Wie im dargestellten Fall ist für die Erstmanifestation einer Gicht die äußerst rasche (anfallsartige) Entwicklung einer Gelenkentzündung mit als heftig beschriebenen Schmerzen, Schwellung und begleitender Hautrötung charakteristisch. Typisch für die frühe Gicht ist auch die besondere zeitliche Dynamik. Der Anfall beginnt zumeist plötzlich in der Nacht oder in den frühen Morgenstunden wie aus dem Nichts heraus, erreicht das Schmerzmaximum nach wenigen Stunden (< 24 h) und klingt oft von selbst nach einigen Tagen ab [1, 2]. In der Akutphase kann die ausgesprochene Berührungsempfindlichkeit als weiteres typisches klinisches Merkmal gewertet werden, so kann das Tragen einer Socke oder gar eines geschlossenen Schuhes nicht toleriert werden. In der Regel ist nur ein Gelenk – überwiegend im Bereich der unteren Extremitäten – betroffen (Monarthritis urica). Prädilektionsstellen sind arthrotisch vorgeschädigte Gelenke wie das Großzehengrundgelenk (Podagra), der Vorfuß (Tarsitis) oder das Sprunggelenk [3]. Seltener manifestiert sich die Gicht zuerst in einem Knie-, Hand- oder Fingergelenk. Auch eine akute Bursitis, z. B. im Bereich des Ellenbogengelenkes, kann eine seltene Erstmanifestation der Gicht darstellen (Abb. 3.2). Ist dies der Fall, wird die „Blickdiagnose Gichtanfall" deutlich schwieriger [4].

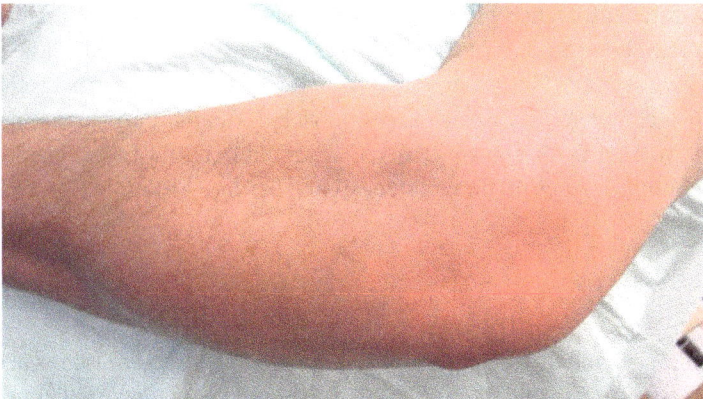

Abb. 3.2: Akute ausgedehnte Bursitis im Bereich des linken Ellenbogengelenkes mit heftigsten Schmerzen und eindrucksvollem Hauterythem, anamnestisch „wie aus heiterem Himmel" ohne Hinweis auf einen mechanischen Auslöser. Im Punktat ließen sich auch intrazellulär gelegene Harnsäurekristalle nachweisen (s. Abb. 4.3).

Bei Frauen und bei Erstmanifestation im höheren Lebensalter äußert sich ein erster Gichtanfall oft in anderen Gelenken als den Fußgelenken. Arthrotisch-präformierte Gelenke – wie sie Heberden-Arthrosen darstellen – werden von Harnsäurekristall-Ablagerungen bevorzugt betroffen. Bei Frauen sollte bei schmerzhaften Entzündungen im Bereich der distalen Interphalangealgelenke (DIP) mit an eine Gicht gedacht werden.

3.1.2 Manifestationen der Gicht im Verlauf einer fortbestehenden Hyperurikämie

3.1.2.1 Kasuistik

Ein 48-jähriger Patient wurde von seinem Hausarzt wegen rezidivierender Gelenk-schwellungen und -schmerzen, die wechselnd beide Knie- und Handgelenke betrafen, über ein Jahr mit Ibuprofen 600 mg 2–3× täglich behandelt. Die Beschwerden besserten sich darunter initial eindrucksvoll; der wenig klagsame Patient konnte seiner Berufstätigkeit als Koch ohne Arbeitsunfähigkeiten nachgehen. Da die schub-weise auftretenden Gelenkschwellungen jedoch fortbestanden und nun auch von Fieber begleitet wurden, erfolgte zur diagnostischen Abklärung die stationäre Ein-weisung in eine internistische Klinik. Dort wurden bei entzündlicher Laborkonstel-lation (CRP 45 mg/l, normal < 5 mg/l; Leukozyten 11,2 GPt/l, normal < 9,8 GPt/l) und einer positiven Borrelien-Serologie unter dem Verdacht auf eine Lyme-Arthritis eine Infusionstherapie mit Ceftriaxon sowie eine intensivierte Schmerztherapie mit Ibu-profen 800 mg 4× täglich durchgeführt. Wegen ungenügender Symptomkontrolle in den folgenden drei Monaten, die nun auch zur Arbeitsunfähigkeit des mittlerweile psychisch beeinträchtigten Mannes geführt hatte, erfolgte die Vorstellung in der rheumatologischen Ambulanz. Bei der Erstvorstellung zeigten sich geschwollene, druckschmerzhafte und deutlich bewegungseingeschränkte Kniegelenke. Das rechte Handgelenk war druckschmerzhaft, eine Synovitis war nicht tastbar. Im Bereich des rechten Handrückens über dem 3. Metacarpale fand sich eine derb-tastbare Schwel-lung (Abb. 3.3). Bei nochmaliger Befragung erinnerte sich der Patient an einen ein-maligen Gichtanfall in einer Großzehe vor über 15 Jahren. Eine harnsäuresenkende Therapie der um 540 µmol/l (9 mg/dl) dauerhaft erhöhten Serumharnsäurewerte war bisher nicht erfolgt.

3.1.2.2 Tophöse Gicht

Bei der Gichterkrankung handelt es sich um eine Kombination des Prozesses von Harnsäurekristall-Ablagerungen und darauf „aufgesetzten" akuten entzündlichen Episoden, den Gichtanfällen. Der erste Anfall ist nur das „Signal" für abgelagerte Kris-talle (Mikrotophi). Somit stellt die Gichterkrankung ein Kontinuum dar [5]. Bei fortbe-stehender – so auch bei einer unzureichend behandelten – Hyperurikämie nehmen die Harnsäurekristall-Ablagerungen weiter zu [6]. Nach einem unter Umständen über

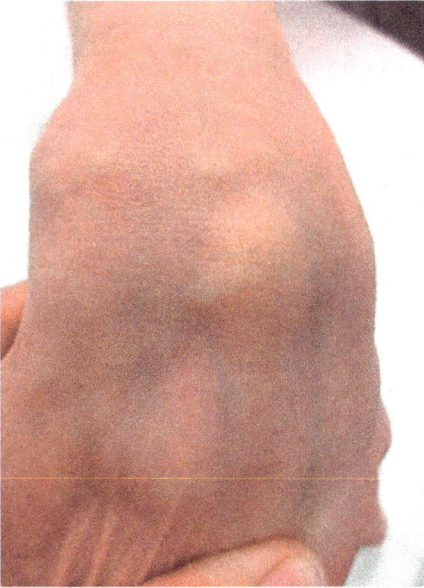

Abb. 3.3: Knotige, ertastbare subkutane Schwellung im Bereich des rechten Handrückens. Bei Palmarflexion kommen die unscharfe Begrenzung (Abgrenzung zu einem Ganglion) und der durchscheinend gelbliche Aspekt der Struktur zur Darstellung. Durch Punktion konnte ein Tophus gesichert werden (s. Abb. 3.9).

mehrere Jahre anhaltenden, beschwerdefreien (interkritischen) Intervall kann sich aufgrund von diffusen peri- und intraartikulären Harnsäure-Ablagerungen eine oligo- oder polyartikuläre Arthritis mit Destruktionen entwickeln. Treten wieder Gichtanfälle auf, können sich sowohl die zeitliche Dynamik als auch die Schmerzqualität verändern. So verkürzen sich die Intervalle zwischen den Gichtanfällen, auch können andere Gelenke betroffen sein. Zu beobachten ist, dass die Anfälle von den Patienten oft nicht mehr ganz so extrem schmerzhaft erlebt werden wie der erste Anfall. Zumeist dauern die entzündlichen Episoden länger an und sind nicht mehr selbstlimitiert. Bei ausgeprägten polyartikulären Manifestationen sind die entzündlichen Schübe oft auch von subfebrilen Temperaturen begleitet. Bei schwersten tophösen Fällen kann ein der Sepsis ähnliches, therapierefraktäres Inflammationssyndrom auftreten, die Patienten haben Fieber und sind schwer beeinträchtigt [7]. Neben der destruierenden Arthritis können sich tast- und sichtbare Tophi ausbilden (Abb. 3.3–3.6) [8]. Diese können exulzerieren, es besteht die Gefahr einer bakteriellen Superinfektion (Abb. 3.6). In Einzelfällen sind Tophi auch in anderen Organen, wie z. B. in den Augen, im Darm und an den Herzklappen, dokumentiert [9].

Als weitere Manifestation einer chronischen Gicht sind in 10–20 % der Fälle Nierensteine (Urat- oder Oxalat-Nephrolithiasis) zu berücksichtigen [10].

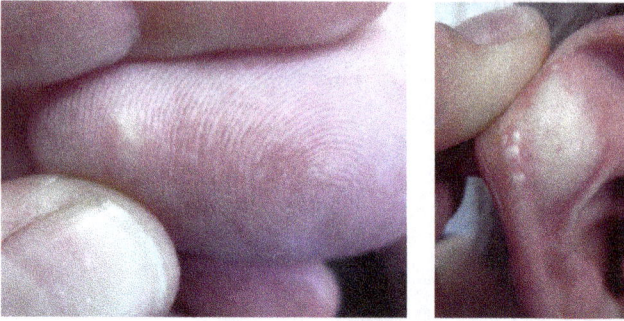

Abb. 3.4: Oft lassen sich bei genauer Inspektion der Haut auch diskrete Harnsäurekristall-Ablagerungen, z. B. in einer (a) Fingerbeere oder (b) im Bereich der Ohrhelix („Gichtperlen"), finden.

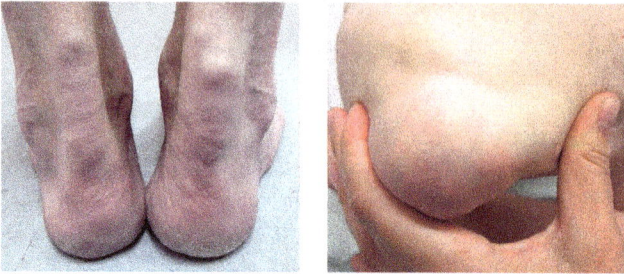

Abb. 3.5: Massive knotige Tophi verursachen lokale Probleme, z. B. im Bereich der (a) Achillessehnen- oder der (b) Ellenbogenregion („Fensterbank-Gicht").

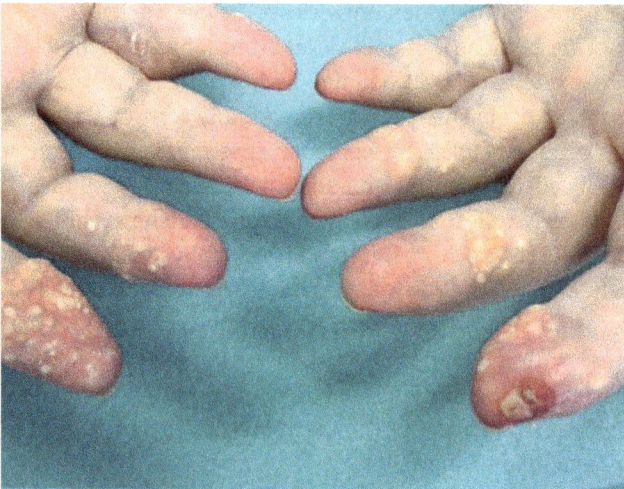

Abb. 3.6: Tophi können zu schweren funktionellen Einschränkungen und Komplikationen – hier zu Exulzerationen im Bereich der Finger – führen.

3.2 Diagnostik der Gicht – Anamnese, Labor, Gelenkpunktion

Wesentlich ist der klinische Aspekt des betroffenen Gelenkes bzw. der betroffenen Gelenke (siehe Kap. 3.1). Außerdem sollten eine ausführliche Untersuchung des Bewegungsapparates mit Beurteilung des Gelenkstatus (Funktionsbeurteilung, Schwellungen, Schmerzen, Deformitäten) sowie die Inspektion von Bursen oder Sehnen in Hinblick auf Tophi erfolgen. Während die typische Erstmanifestation einer Gicht meist diagnostisch keine Herausforderung darstellt, wird es bei chronischen Verläufen schwieriger, die Diagnose allein klinisch zu stellen (Tab. 3.1) [11, 12]. Auch manifestiert sich eine Gicht bei Frauen im höheren Lebensalter oft zuerst im Bereich der Finger- und Handgelenke [13, 14]. Es sind dann differenzialdiagnostisch eine reaktive Arthritis oder im Fall von polyartikulären Arthritiden im Bereich der Hand- und Fingergelenke auch eine rheumatoide Arthritis zu bedenken.

Tab. 3.1: Klinische Gichtkriterien [12]: Beim Vorliegen von ≥ 4/8 der Kriterien, kann mit einer hohen Sicherheit (97 % Sensitivität, 95,6 % Spezifität) die klinische Diagnose einer Gicht gestellt werden.

Kriterien
1. > Attacke einer akuten Arthritis
2. Mono-/Oligoarthritis
3. rascher Beginn von Schmerzen und Schwellung (< 24 h)
4. Podagra
5. Hautrötung über dem Gelenk
6. unilaterale Tarsitis
7. Tophus
8. Hyperurikämie

3.2.1 Anamnese

Zur diagnostischen Zuordnung helfen neben der typischen Eigenanamnese und dem klassischen klinischen Befund familienanamnestische Angaben weiter. So findet sich häufig bei Verwandten ersten Grades eine Gicht (Arthritis urica und/oder Nephrolithiasis), was auf die erbliche Komponente der zugrundeliegenden renalen Harnsäureexkretionsstörung hindeutet. Mögliche, die Gicht auslösende Faktoren, wie ein „Nahrungs- oder Alkoholexzess", eine kürzlich begonnene Diuretika-Therapie oder ein ungewollter Gewichtsverlust (okkultes malignes Grundleiden), sollten erfragt werden [15]. Differenzialdiagnostisch lassen sich so bereits andere Ursachen einer Monarthritis identifizieren. So können z. B. ein assoziiert aufgetretener Infekt auf eine reaktive Arthritis, eine Psoriasis vulgaris der Haut auf eine Psoriasisarthritis, ein ursächliches Trauma/Überlastung auf eine aktivierte Arthrose oder eine Verletzung auf eine Fraktur oder septische Arthritis hinweisen.

3.2.2 Labor

Für die Labordiagnostik sind bei Erstvorstellung des Patienten neben einem Blutbild die Bestimmung der oft moderat erhöhten Entzündungswerte (CRP, BSG) und der Parameter für die Beurteilung der Leber- und Nierenfunktion (ALAT, ASAT, GGT, Kreatinin, Harnstoff, eGFR, Elektrolyte) indiziert (Tab. 3.2). Der während eines akuten Anfalls bestimmte Wert der Serumharnsäure ist für die Diagnosestellung einer Gicht nicht immer aussagekräftig. Durch eine verstärkte renale Harnsäure-Clearance in entzündlichen Zuständen mit einem erhöhten CRP – so auch während eines akuten Gichtanfalles – ist die Serumharnsäure erniedrigt [16]. Um eine Aussage über den tatsächlichen Serumharnsäurespiegel zu erhalten, sollte dieser deshalb nach Abklingen der Entzündung bestimmt werden. Ist die Harnsäure jedoch bereits während eines Anfalles hoch, macht dies – beim Vorliegen anderer typischer Befunde – die Gichtdiagnose wahrscheinlicher [17]. Die regelmäßige Untersuchung des Urins (Status, Sediment) hilft, eine intermittierende Leukozyt- oder Erythrozyturie sowie einen verminderten Urin-pH aufzudecken, die besonders bei Patienten mit Nierensteinanamnese auftreten [10]. Dies ist ein wichtiger Aspekt für die Differenzial-Therapie der Gicht, da in diesen Fällen der Einsatz von Urikosurika kontraindiziert ist [18].

Über die Hälfte aller Patienten mit Gicht leiden an weiteren metabolischen Erkrankungen, welche die kardiovaskuläre Morbidität und Mortalität deutlich erhöhen [19]. Aus diesem Grund sollten diesbezüglich Laborparameter mit untersucht werden (Cholesterin, Triglyceride, Nüchtern-Blutzucker) sowie zusätzlich Messungen des Blutdruckes erfolgen. Bei pathologischen Befunden sollte möglichst umgehend eine Therapie eingeleitet (bzw. eine bereits bestehende optimiert) werden.

Tab. 3.2: Zusammenfassung des diagnostischen Algorithmus bei V.a. Arthritis urica (ohne bildgebende Diagnostik).

	Klinische Präsentation
Erstmanifestation	– akute anfallsartige Monarthritis – bevorzugt im Fuß (MTP I, Tarsitis) – Erythem – glasige Schwellung – ausgeprägte Berührungsempfindlichkeit – meist selbstlimitierend
Tophöse Gicht	– akute anfallsartige Mon- oder Oligoarthritis (s. o.) – auch große Gelenke betroffen – nicht selbstlimitierend – tastbare oder sichtbare Tophi – beginnende Destruktionen und Funktionseinschränkungen

Tab. 3.2: Fortsetzung.

	Fragestellungen
Anamnese	
– Eigenanamnese	– „Nahrungs- oder Alkoholexzess", Fasten – Beginn einer Diuretika-/ASS-Therapie – Nierensteine (Koliken, Flankenschmerzen) – ungewollter Gewichtsverlust (okkulte Neoplasie) – vorangegangener Infekt (reaktive Arthritis) – Hautveränderungen (Psoriasis, Vaskulititis) – Trauma/Überbelastung (Fraktur, aktivierte Arthrose)
– Familienanamnese	– familiäre Gicht (Arthritis urica/Nephrolithiasis)
Labor	
– Blutbild/Entzündungswerte	– entzündliche Konstellation (Leukozytose, Anämie) – Hinweis für hämatologische Erkrankung?
– Klinische Chemie (CRP, BSG, Harnsäure, Elektrolyte, Kreatinin, Harnstoff, eGFR, ALAT, ASAT, GGT, metabolische Parameter) – Optional: Eiweiß-Elektrophorese, LDH, AP	– Nieren-, Leberfunktion – andere Stoffwechselerkrankungen (metabolisches Syndrom) – Plasmozytom, okkultes Malignom
– Urindiagnostik (Status/Sediment)	– Erythrozyt-/Leukozyturie, Kristalle
– optional: Harnsäure-/Kreatinin-Clearance	– Renale Harnsäure-Exkretionsstörung (fraktionelle Harnsäureausscheidung < 8 %)
Punktion/Punktatanalyse (Synovialflüssigkeit/Aspirat)	– obligat bei V. a. septische Arthritis – möglichst immer bei unklarer Arthritis
– Mikrobiologie (Gramfärbung/Kultur)	
– (Polarisations-)Mikroskopie	– Beurteilung doppelt-lichtbrechender Kristalle (DD: CPPD-Arthritis) – orientierend: Farbe, Viskosität – Zellzahl, pH, Glukose

Beschreibt der Patient einen unklaren Gewichtsverlust, müssen weitere Untersuchungen zum Ausschluss eines okkulten Malignoms folgen. Neben einer erweiterten Labordiagnostik (Eiweißelektrophorese, Laktatdehydrogenase, Alkalische Phosphatase) ist die klinische und bildgebende Tumorsuche anzuschließen.

3.2.3 Gelenkpunktion

Eine diagnostische Gelenkpunktion sollte bei jeder unklaren Arthritis durchgeführt werden und ist ein „Muss" bei dem Verdacht auf das Vorliegen einer septischen Arthritis (Abb. 3.2) [20, 21]. Als „Gold-Standard" für die Diagnosestellung einer Gicht gilt weiterhin der mikroskopische Nachweis von Harnsäurekristallen in der Gelenkflüssigkeit oder in Tophusmaterial [22, 18]. Erfolgt die Punktion unter sterilen Bedingungen, ist die Komplikation einer Gelenkinfektion sehr gering [23]. Neben der Material-Asservierung für die mikrobiologische Untersuchung sollte das Punktat entweder in ein steriles Nativröhrchen oder ein EDTA-Röhrchen verbracht werden. So – jedoch nicht in alkoholischen Lösungen! – sind Harnsäurekristalle auch nach einigen Tagen noch stabil nachweisbar. Dies ist durchaus von praktischer Relevanz, denn sollte eine mikroskopische Untersuchung einmal nicht umgehend durch einen geschulten Untersucher erfolgen können – z. B., wenn der Patient mit einem Gichtanfall am Wochenende in die Notaufnahme kommt und punktiert wird –, kann das Material im Kühlschrank aufbewahrt und in den Folgetagen beurteilt werden [24].

Mikroskopisch gelingt neben der orientierenden Beurteilung der Zellzahl (zellarm vs. zellreich) auch der Nachweis von extrazellulären und intrazellulär gelegenen Harnsäurekristallen bereits lichtmikroskopisch (Abb. 3.8a). Mithilfe der Polarisationsmikroskopie sind die Harnsäurekristalle als lichtbrechende Nadeln noch besser darstellbar und gut von anderen Kristallen (z. B. Calciumpyrophosphat-, Cholesterol- u. a. Kristallen) abgrenzbar (Abb. 3.8, 3.9). Die mikroskopische Beurteilung durch einen geschulten Untersucher ermöglicht einen sehr sicheren Harnsäurekristall-Nachweis [21]. Wenn nur wenige Kristalle vorhanden sind, können diese „über-

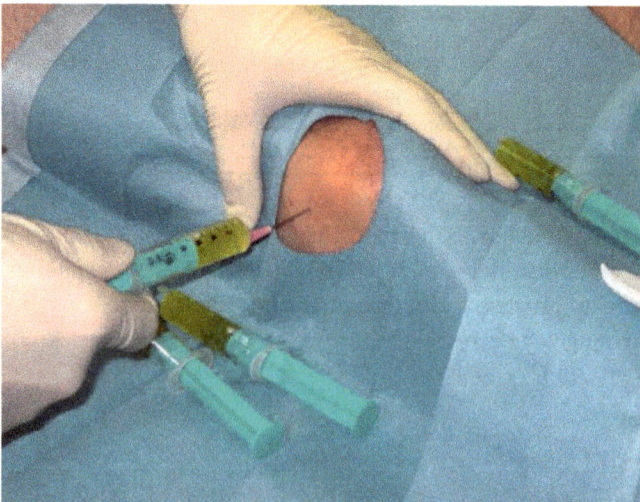

Abb. 3.7: Diagnostische Gelenkpunktion zur Gewinnung von Synovialflüssigkeit.

sehen" werden. Hilfreich kann daher sein, die Synovialflüssigkeit zu zentrifugieren und das Sediment zu mikroskopieren. Sind keine Kristalle zu finden, schließt das das Vorliegen einer Gicht jedoch nicht sicher aus.

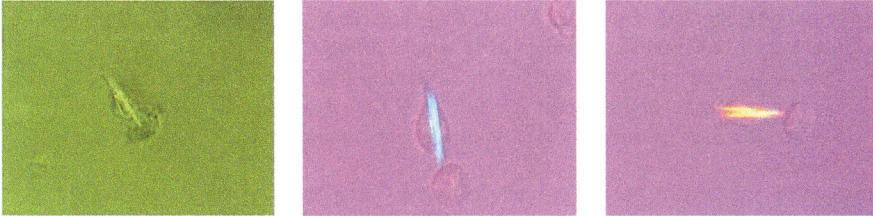

Abb. 3.8: Mikroskopischer Befund eines entzündlichen Gelenkpunktates hier mit Nachweis eines Bündels von intrazellulär gelegenen Harnsäurekristall-Nadeln (nativ, 600fache Vergrößerung). (a) Lichtmikroskopischer Befund. (b, c) Kompensierte Polarisationsmikroskopie: Die Harnsäurekristalle kommen blau zur Darstellung, wenn sie senkrecht, und gelb, wenn sie parallel zur Polarisationsachse liegen.

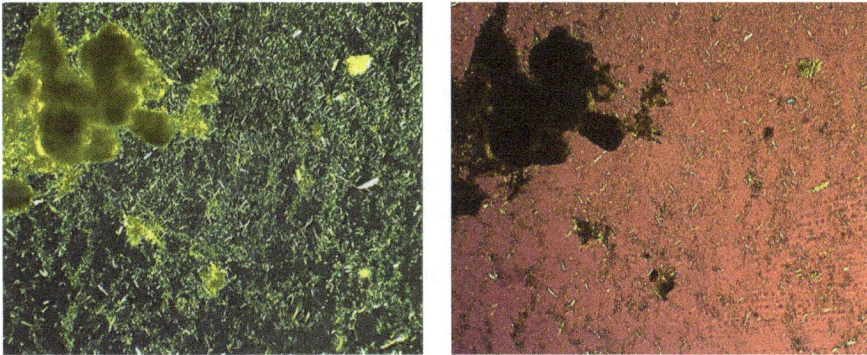

Abb. 3.9: Polarisationsmikroskopische Untersuchung (nativ, 100fache Vergrößerung) aus Tophusmaterial: in der Übersicht bereits erkennbare dicht-gepackt liegende Harnsäurekristalle, zum Teil in Klumpen liegend und nicht transparent (links oben) (a) einfache Polarisation, (b) kompensierte Polarisation.

Literatur

[1]   Zöllner N. Gicht. Dtsch Med Wochenschr 1959, 84, 920.
[2]   Choi HK, Niu J, Neogi T et al. Nocturnal risk of gout attacks. Arthritis Rheumatol 2015, 67(2), 555–562.
[3]   Mertz DP. Gicht: Störungen des Purin- und Pyrimidinstoffwechsels. Grundlagen, Klinik und Therapie. 5. Aufl. Thieme, Stuttgart, 1987.

[4] Schattenkirchner M. Der Gichtanfall. In: Zöllner N (Hrsg.) Hyperurikämie, Gicht und andere Störungen des Purinhaushalts. Springer, Berlin, 1990, 120–158.

[5] Dalbeth N, Stamp L. Hyperuricaemia and gout: time for a new staging system? Ann Rheum Dis 2014, 73, 1598–1600.

[6] Perez-Ruiz F, Lioté F. Lowering serum uric acid levels: what is the optimal target for improving clinical outcomes in gout? Arthritis Rheum 2007, 57(7), 1324–1228.

[7] Tausche AK. Kasuistik: Canakinumab-Patient. In: Tausche AK, Aringer M (Hrsg) Gicht – neue Aspekte zur Pathogenese, Diagnostik und Therapie. UNI-MED, Bremen, 2014, 43.

[8] Tausche AK, Panzner I, Aust D, Wunderlich C. Disabling gout. Lancet 2010, 25, 1093.

[9] Tausche AK, Manger B, Müller-Ladner U, Schmidt B. Gout as a systemic disease. Manifestations, complications and comorbidities of hyperuricaemia. Z Rheumatol 2012, 71(3), 224–230.

[10] Schröder HE, Lohse R, Böhm WD. Häufigkeit metabolischer Störungen bei rezidivierenden Harnsteinbildnern. Z Urol u Nephrol 1981, 74, 235–241.

[11] Taylor WJ, Fransen J, Dalbeth N et al. Performance of classification criteria for gout in early and established disease. Ann Rheum Dis 2014, 75(1), 178–182.

[12] Vázquez-Mellado J, Hernández-Cuevas CB, Alvarez-Hernández E et al. The diagnostic value of the proposal for clinical gout diagnosis (CGD). Clin Rheumatol 2012, 31(3), 429–434.

[13] Park YB, Park YS, Song J, Lee WK, Suh CH, Lee SK. Clinical manifestations of Korean female gouty patients. Clin Rheumatol 2000, 19(2), 142–146.

[14] García-Méndez S, Beas-Ixtláhuac E, Hernández-Cuevas C et al. Female gout: age and duration of the disease determine clinical presentation. J Clin Rheumatol 2012, 18(5), 242–245.

[15] Bruderer S, Bodmer M, Jick SS, Meier CR. Use of diuretics and risk of incident gout: a population-based case-control study. Arthritis Rheumatol 2014, 66(1), 185–196.

[16] Urano W, Yamanaka H, Tsutani H et al. The inflammatory process in the mechanism of decreased serum uric acid concentrations during acute gouty arthritis. J Rheumatol 2002, 29(9), 1950–1953.

[17] Neogi T, Jansen TL, Dalbeth N et al. 2015 Gout classification criteria: an American College of Rheumatology/European League Against Rheumatism collaborative initiative. Ann Rheum Dis 2015, 74(10), 1789–1798.

[18] Khanna D, Fitzgerald JD, Khanna PP et al.; American College of Rheumatology. American College of Rheumatology guidelines for management of gout. Part 1: systematic nonpharmacologic and pharmacologic therapeutic approaches to hyperuricemia. Arthritis Care Res (Hoboken) 2012, 64(10), 1431–1446.

[19] Choi HK, Ford ES, Li C, Curhan G. Prevalence of the metabolic syndrome in patients with gout: the Third National Health and Nutrition Examination Survey. Arthritis Rheum 2007, 57(1), 109–115.

[20] Zhang W, Doherty M, Pascual E et al.; EULAR Standing Committee for International Clinical Studies Including Therapeutics. 2006. EULAR evidence based recommendations for gout. Part I: Diagnosis. Report of a task force of the Standing Committee for International Clinical Studies Including Therapeutics (ESCISIT). Ann Rheum Dis 2006, 65(10), 1301–1311.

[21] Pascual E, Sivera F, Andrés M. Synovial fluid analysis for crystals. Curr Opin Rheumatol 2011, 23(2), 161–169.

[22] Taylor WJ, Fransen J, Jansen TL et al. Study for Updated Gout Classification Criteria (SUGAR): identification of features to classify gout. Arthritis Care Res (Hoboken), 2015, 67(9), 1304–1315.

[23] Taylor WJ, Fransen J, Dalbeth N et al. Diagnostic Arthrocentesis for Suspicion of Gout Is Safe and Well Tolerated. J Rheumatol 2016, 43(1),150–153.

[24] Tausche AK, Gehrisch S, Panzner I et al. A three day delay in synovial fluid crystal identification did not hinder the reliable detection of monosodium urate and calcium pyrophosphate crystals. J Clin Rheumatol 2013, 19(5), 241–245.

Alexander Huppertz

4 Diagnostik der Gicht – Radiologie, DECT

Die Diagnostik der Gicht mit bildgebenden Verfahren hat sich in den letzten Jahren erheblich weiterentwickelt. Das Röntgen oder die klassische Computer-Tomographie (CT) zeigen hauptsächlich die ossären Destruktionen oder die Schwellung der betroffenen Weichteile. Somit bedarf es eines fortgeschrittenen Stadiums der Erkrankung, um Veränderungen zu sehen: Die Sensitivität dieser Diagnostik ist somit unzureichend. In der Magnetresonanz-Tomographie (MRT) können sowohl die ossären Pathologien, die Entzündung und Schwellungen von Weichteilen als auch größere Kristalle aus Harnsäure dargestellt werden. Allerdings fällt die Diagnose zumeist wenig spezifisch aus. Mit der Dual-Energy CT (DECT) wurde ein Verfahren entwickelt, mit dem sich urathaltige Tophi sehr spezifisch darstellen lassen. In den letzten Jahren wurde eine Vielzahl an klinischen Studien durchgeführt, so dass die Genauigkeit dieses Verfahrens und der klinische Stellenwert dieser aufwändigen und nur an spezifischen Zentren verfügbaren Diagnostik inzwischen gut eingeschätzt werden können.

4.1 Röntgen

Klassische Merkmale im Röntgenbild sind knöcherne Erosionen, zumeist in juxtartikulärer Lokalisation, und röntgendichte gelenknahe oder innerhalb eines Gelenkes lokalisierte Tophi. Auch eine ausgeprägte Weichteilschwellung ist im Röntgenbild zu erkennen. Am häufigsten treten diese Veränderungen in der Großzehe, im Metatarso-Phalangealgelenk (MTP) D1, auf. Erosionen zeigen typischerweise einen sklerosierten Randsaum, entlang von gelenknahen Tophi können osteoproliferative Vorgänge zu einem Bild von Tophusstacheln führen (Abb. 4.1). Ebenfalls typisch sind eine erhaltene Gelenkspaltweite, eine regelrechte periartikuläre Knochendichte und eine fehlende Symmetrie der Befunde. Tophi, als charakteristische Zeichen, sind im Röntgen erst bei Kalziumeinlagerung und somit spät im Verlauf der Erkrankung direkt zu erkennen.

4.2 MRT

In der MRT können einerseits die im Röntgen beschriebenen Veränderungen beobachtet werden: Zu nennen wären die knöchernen Erosionen mit den überhängenden Kanten, die weitgehend normale Weite der Gelenkspalten und die fehlende gelenknahe Osteopenie. Die Tophi können auch bei fehlender Kalzifikation direkt abgegrenzt werden, typischerweise zeigen sie in T1-Wichtung eine niedrige und in T2w eine mittlere Signalintensität (im Gegensatz zu Verkalkungen, welche auch in T2w hypointens erscheinen). Eine zentrale Eigenschaft der MRT ist die gute Aussagekraft im Weichteil, also insbesondere in/entlang den Sehnen und in den Schleimbeuteln.

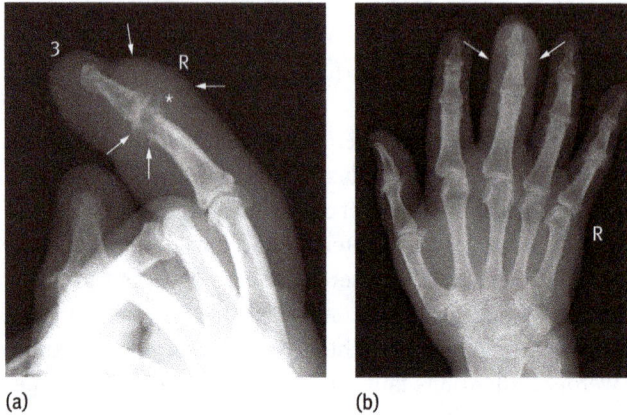

(a)   (b)

Abb. 4.1: 70-jähriger Patient mit nachgewiesener Gicht und akuten Beschwerden am Mittelfinger der rechten Hand. Die distale Mittelphalanx weist im seitlichen Strahlengang charakteristische juxtaartikuläre Erosionen mit überhängenden Kanten auf (Pfeile). Zusätzlich sind ein kleiner röntgendichter Tophus (Stern) und eine ausgeprägte Weichteilschwellung zu erkennen (offene Pfeile). Im ap-Röntgenbild der rechten Hand sind eine regelrechte gelenknahe Knochendichte und weitgehend erhaltene Gelenkspaltweiten zu sehen.

Eine klare Limitation der MRT liegt allerdings in der fehlenden Spezifität der genannten Befunde, so zeigt sich eine deutliche differentialdiagnostische Überlappung mit der Kalzium-Pyrophosphat-Speicherkrankheit, der Chondrokalzinose (CPPD), der rheumatoiden Arthritis (RA) sowie der Psoriasisarthritis.

4.3 DECT

Die DECT ist eine spezielle Untersuchungstechnik, welche zunächst nur mit bestimmten High-end-CTs eines einzelnen Geräteherstellers durchführbar war. Das technische Konzept beruht auf der Akquisition von zwei CT-Scans der gleichen Untersuchungsregion mit unterschiedlichen Röhrenspannungen, zumeist mit 140 und mit 80 Kilovolt (kV) [1]. Unterschiedliche Gewebe oder Materialien haben bei jeder Röhrenspannung eine spezifische Schwächung der Röntgenstrahlung, sprich einen spezifischen CT-Dichtewert, die sogenannten Hounsfield Units (HU). Diese HUs sind benannt nach dem Miterfinder der CT und Nobelpreisträger für Medizin des Jahres 1979, Sir Godfrey Hounsfield. Diagnostisch konnte man sich diesen Effekt in der klinischen Routine erstmalig zu nutzen machen, als CT-Geräte mit zwei Röntgenröhren (und natürlich mit zwei Detektoren) eingeführt wurden. Diese Technologie wurde selbstverständlich nicht für die rheumatologische Bildgebung entwickelt, sondern der Schwerpunkt lag auf der Kardio-CT, wo diese Geräte die zeitliche Auflösung erheblich verbesserten (weil hier die Volumenbilder schneller akquiriert werden können – allerdings werden in der Kardio-CT beide Röntgenröhren mit dem gleichen Röntgenstrom betrieben).

Urathaltige Kristalle zeigen spezifische HU-Werte bei den beiden erwähnten Röhrenspannungen. Zum ersten Mal wurde dieser Effekt im Rahmen der Abdomen-CT bei Patienten mit einem Nierensteinleiden genannt, um urathaltige Konkremente von kalkhaltigen Konkrementen zu differenzieren [2]. Inzwischen wurden auch CT-Scanner entwickelt, welche mit einer einzigen Röhre und zwei getrennt akquirierten Datensätzen den gleichen Ansatz verfolgen [3]. Die Technologie wird als sogenannte Single-Source Dual-Energy CT (S-DECT) bezeichnet.

4.3.1 Untersuchungstechnik und Nachverarbeitung

Die meisten Erfahrungen im klinischen Einsatz der DECT liegen bislang mit Geräten von Siemens vor {(Somatom Definition Flash, Somatom Definition und Somatom Force) Siemens Healthcare, Forchheim, Germany}, bei denen die beiden Röhren im Dual-Energy Modus typischerweise mit Spannungen von 80 kV (Röhre A) und 140 kV betrieben werden [1]. Zusätzlich werden vor dem Detektor automatisch noch spezielle Filter eingesetzt. Es wird eine räumliche Auflösung mit einer Detektorkollimation von 40×0.6 mm verwendet. Die rekonstruierten axialen Schichten haben eine Dicke von 0,75 mm, die Referenzröhrenströme sind auf 250 mAs (Röhre A) und 125 mAs eingestellt, es wird ein Rekonstruktionskern (*engl.* Kernel) D30f verwendet. Die Untersuchungen werden ohne Gabe von Kontrastmittel durchgeführt.

Die Akquisition der einzelnen Gelenkregionen geschieht getrennt voneinander, wobei Füße, Knie und Hände typischerweise beidseitig dargestellt werden. Die Ellenbogen hingegen werden in einer „Überkopf"-Position getrennt akquiriert (Abb. 4.2).

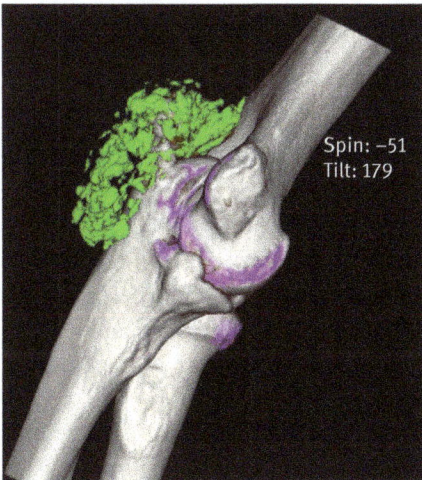

Abb. 4.2: 68-jähriger Patient mit massiven Gichttophi innerhalb einer deutlich erweiterten Bursa olecrani.

Da es sich hier um Untersuchungen peripherer Körperregionen und somit wenig strahlensensitiver Organe (zumeist Haut und regionales Knochenmark) handelt, fällt die Strahlenexposition eher gering aus. Huppertz und Mitarbeiter ermittelten eine Strahlenexposition von maximal 0,1 mSv pro Untersuchungsregion, so dass die Gesamtexposition von < 0,5 mSv für ein „Gichtscreening" von Füßen, Knien, Händen und Ellenbogen geschätzt werden kann [1]. Auch andere Gelenke können mit einem DECT-Protokoll untersucht werden, zu nennen wären beispielsweise Schultern (Abb. 4.3), Hüften, Iliosakralgelenke oder die obere Halswirbelsäule. Da sich bei diesen Regionen deutlich strahlensensitivere Organe mit im Untersuchungsfeld befinden, liegt die Exposition hier bedeutend höher. Eine Indikation zur DECT besteht hier nur bei ganz speziellen individuellen Beschwerden.

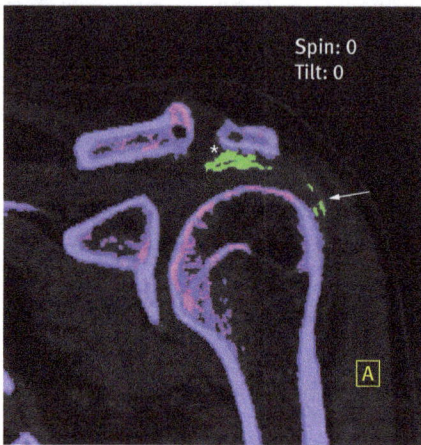

Abb. 4.3: DECT mit Darstellung ausgedehnter Gichttophi in der Supraspinatussehne (Pfeil) und in der Bursa subdeltoidea (Stern).

Der entscheidende Schritt für die DECT liegt eigentlich in der automatischen Nachverarbeitung der akquirierten Daten, bei denen die beiden Datensätze fusioniert werden. Hierzu wird eine spezielle Software verwendet (Gout, Syngo CT Workplace; Siemens Healthcare). Diese ordnet jedem einzelnen Bildvoxel anhand der spezifischen CT-Dichtewerte Farben zu. So werden typischerweise urathaltige Tophi grün dargestellt (in frühen Softwareversionen vormals auch rot). Kalksalzhaltiger Knochen wird hingegen in violetten Farbtönen wiedergegeben. Alle anderen CT-Dichtewerte werden in üblichen Graustufen abgebildet (Abb. 4.4).

Mithilfe weiterer Software kann das Volumen der „grünen Voxel", also der Urattophi, quantifiziert werden (Volume, Siemens Healthcare). Somit sind, sofern ein identisches Gerät mit gleichen Einstellungen verwendet wurde, Verlaufsbeobachtungen bezüglich des Tophusvolumens (auch *„Tophuslast"* genannt) möglich [4, 5].

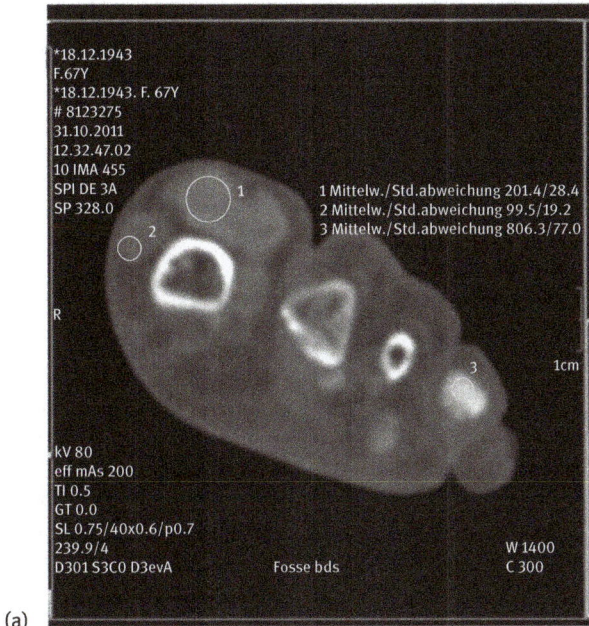

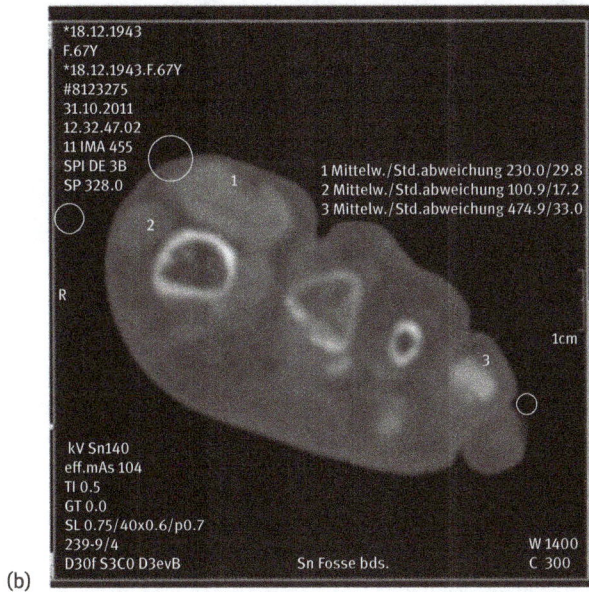

Abb. 4.4: Beispiel für den Softwarealgorithmus, getrennte Darstellung des 80 kV (a) und des weniger kontrastreichen 140-kV-Bildes (b). Dorsal des MTP1-Gelenkes ist ein großer urathaltiger Tophus zu erkennen. Dieser weist einen CT-Dichtwert von 201 HU bei 80 kV und von 230 HU bei 140 kV auf (vergleiche den Wert des kortikalen Knochens von 806 HU bei 80 kV und 475 HU bei 140 kV). Somit ordnet der Algorithmus den Bildpunkten im Tophus die Farbe Grün und dem Knochen entsprechend Violett/Blau zu (c, d).

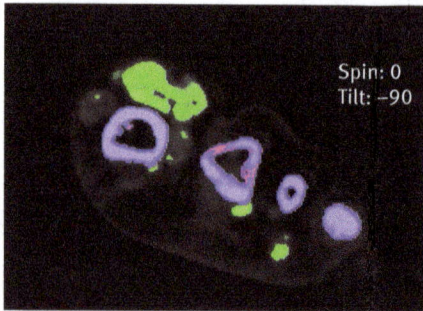

(c)

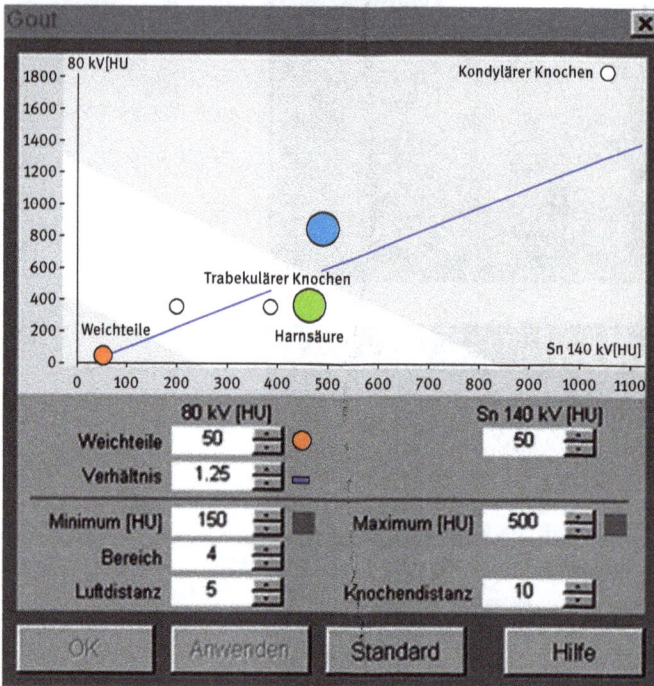

(d)

Abb. 4.4: Fortsetzung.

4.3.2 Klinische Ergebnisse

In einer ersten Studie verglichen Katrina N. Glazebrook und Mitarbeiter aus Rochester/USA bei 31 Patienten die Ergebnisse der DECT mit dem Ergebnis der Polarisationsmikroskopie nach Aspiration von Gelenkflüssigkeit [6]. Es fanden sich kaum Unterschiede zwischen den jeweiligen auswertenden Radiologen, keine falsch-negativen und nur wenige falsch-positive DECT-Befunde: Die Sensitivität betrug somit 100 %, die Spezifität 84 %. Es wurden allerdings Patienten mit fortgeschrittener Erkrankung und hoher Tophuslast eingeschlossen, was die Wahrscheinlichkeit falsch-negativer Befunde senkt. Die falsch-positiv klassifizierten Befunde stellten sich bei heutiger Betrachtung eher als Versagen der Referenz heraus, sprich die Patienten litten sehr wohl an Uratablagerungen in den entsprechenden Gelenkregionen, bei der Aspiration ließen sich aber keine urathaltigen Kristalle nachweisen. Studien mit einer Mikroskopie von Gelenkpunktat als alleinige Referenz sollten ohnehin kritisch hinterfragt werden [7], denn bei der Aspiration können bekannterweise häufig (selbst nach Spülung des Gelenkes mit NaCl) keine Kristalle entnommen werden (diese sind entweder im Gelenk fixiert oder befinden sich außerhalb des Gelenkes). In einer folgenden größeren Auswertung von Hyon K. Choi und Mitarbeitern aus Boston/USA wurde die Genauigkeit der DECT prospektiv bei 80 Patienten (darunter 40 mit mikroskopisch gesicherter Gicht) ausgewertet [8]. Es zeigten sich eine Sensitivität von 78 % und eine Spezifität von 93 %. Obwohl auch in dieser Studie Patienten mit einem fortgeschrittenen Stadium der Erkrankung eingeschlossen wurden (mittlere Erkrankungsdauer 13 Jahre, 87 % der Patienten mit Historie einer uratsenkenden Therapie), bot sich ein klinisch realistischeres Bild: Der Stellenwert der DECT scheint primär in der hohen Spezifität zu liegen, sprich das Erscheinen „grüner Bildpunkte" hat einen hohen positiven Vorhersagewert für eine tophöse Gichterkrankung. Die leichten Abstriche in der Sensitivität zeigen, dass die DECT Erkrankungen in geringer Ausprägung möglicherweise nicht erfassen kann. In jener Studie handelte es sich bei den falsch-negativen Patienten vorzugsweise um Personen mit guter medikamentöser Einstellung, sprich einer Harnsäure < 6 mg/dl im Serum. Auf der anderen Seite zeigte sich in einer kleineren Studie mit 14 Patienten während eines akuten Anfalls, dass die urathaltigen Tophi bereits in einem frühen Krankheitsstadium auftreten können: Bei 4/14 Patienten handelte es sich um ein Ersterereignis einer Podagra, und dennoch waren 50 % dieser Patienten bereits „DECT-positiv" [9].

Um das klinische Potenzial der DECT für die (frühe) Diagnose und den differentialdiagnostischen Stellenwert zu ermitteln, führte ich selbst eine umfangreichen Studie mit 60 eingeschlossenen Patienten durch [1], bei der ich die DECT und einen hochaufgelösten, von einem erfahrenen Rheumatologen durchgeführten Ultraschall (Abb. 4.5), in Referenz zum klinischen Janssens-Score vergleiche [10]. Der Score schließt Geschlecht, Anamnese von Gichtanfällen und kardiovaskulären Erkrankungen/Bluthochdruck, ein plötzliches Auftreten und die Lokalisation der Gelenkbeschwerden sowie die Rötung des betroffenen Gelenkes ein und wurde gewählt, um die Spezifität korrekt abzuschätzen und nicht von den Limitationen der Gelenkflüssigkeitsaspiration abhängig zu sein.

Die DECT bewies mit 86 % eine höhere Spezifität als der Ultraschall (76 %). Während die DECT lediglich bei zwei Pateinten mit minimalen „Ablagerungen" an den lateralen Menisci versagte, zeigte der Ultraschall falsch-positive Befunde bei jeweils einem Patienten mit CPPD, mit Hydroxy-Apatit-Ablagerungserkarnkung (HADD), mit RA sowie bei zwei Patienten mit einer ausgeprägten peripheren arteriellen Verschlusskrankheit (pAVK). Die falsch-positiven Befunde an den Menisci sind bislang

(a)

(b)

(c)

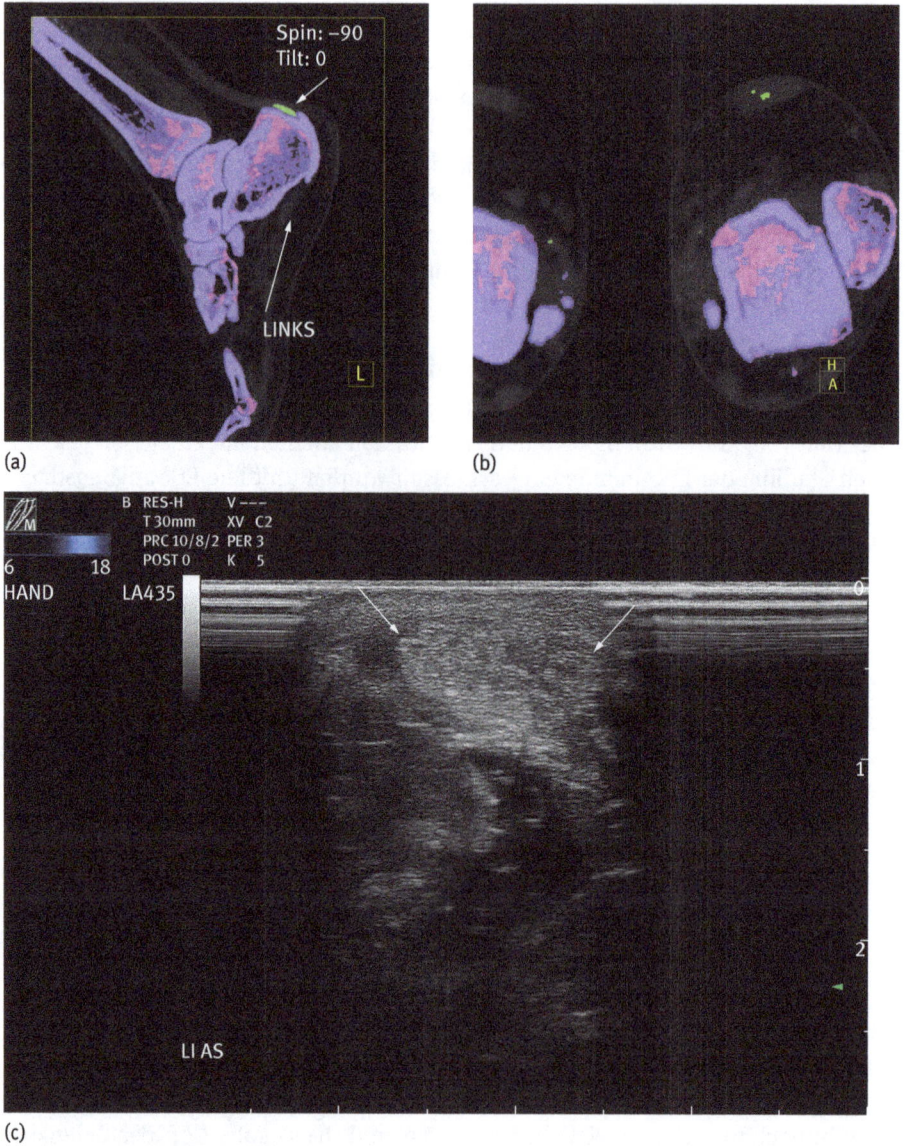

Abb. 4.5: 76-jähriger Patient mit tophöser Gicht in der Achillessehne. (a) Die sagittale DECT-Schicht zeigt große Tophi in der distalen Achillessehne und der Bursa subachillea. (b) Der Ultraschall lässt intensive echoreiche Einlagerungen in der Sehne erkennen. (c) Die axiale DECT-Schicht gibt eine verdickte Achillessehne und einzelne Tophi wieder. Im Vergleich wird die deutliche höhere räumliche Auflösung des Gelenk-Ultraschalls – erkennbar an der viel höheren Detailauflösung – erkennbar.

nicht sicher erklärbar. Es könnte sich einerseits wirklich um urathaltige Kristalle im bradytrophen Meniskusgewebe handeln – allerdings ohne Vorliegen einer Gicht – oder aber es ist Folge einer Ablagerung anderer Substanzen, welche uratkristall-ähnliche Dichtewerte zeigen, sprich es geht um Artefakte [11]. Der Ultraschall zeigte einen Vorteil bezüglich der Sensitivität (100 % versus 85 % der DECT). Insbesondere war die DECT häufiger falsch-negativ, wenn die Patienten im Ultraschall nur ein Doppelkonturzeichen aufwiesen (als Ausdruck der teppichförmigen Uratkristall-Ablagerungen auf dem Gelenkknorpel, sprich der fehlenden (größeren) „freien" Tophi im Gelenkerguss). Auf Basis meiner eigenen Ergebnisse und der Ergebnisse anderer Autoren sehe ich die Schwächen und Stärken der DECT wie folgt (Tab. 4.1).

Tab. 4.1: Stärken und Schwächen von DECT und Ultraschall.

DECT	Ultraschall
– DECT ist hoch-spezifisch für die Diagnose (tophöse) Gicht – Eine Ausnahme sind diskrete Kristalle in den Menisci – DECT detektiert weder sehr kleine Ablagerungen noch das Doppelkonturzeichen – DECT ist sehr nützlich für die Differentialdiagnose zwischen Gicht und anderen rheumatologischen Erkrankungen	– Ultraschall (vom erfahrenen Rheumatologen durchgeführt) ist sensitiver als DECT – Ultraschall ist insbesondere an den kleinen Fußgelenken und dem Metatarso-Phalangealgelenk des D1 sensitiver als DECT – Fehlerquellen des Ultraschalls sind insbesondere Kalzifikationen anderer Genese und die fortgeschrittene Atherosklerose

Das Potenzial der DECT bezüglich Sensitivität und Spezifität lässt sich an einem Modell eindrucksvoll demonstrieren. In Abb. 4.6 wurden Verdünnungsreihen von Eisen-III-Phosphat-Tetrahydrat (als Simulation einer Eisenablagerungserkrankung, 3–23 %), Calciumpyrophosphat (als Simulation von Chondrokalzinosekristallen, 5–40 %) sowie Natriumurat (als Simulation von Gichtkristallen, 3–40 %) hergestellt und mittels DECT mit den klinisch verwendeten Einstellungen gescannt. Hierbei lassen sich sowohl die hervorragende Spezifität als auch die Einschränkungen bezüglich der Sensitivität erkennen. In keiner anderen Monovette als bei Natriumurat leuchtet auch nur ein einzelner Voxel Grün: DECT ist hochspezifisch. In der Natriumurat-Reihe zeigen sich grüne Voxel erst ab einer Konzentration von 10 %: Es bedarf somit in einem Tophus einer nicht unbeträchtlichen Konzentration der Gichtkristalle, um detektiert zu werden.

Abgesehen von den statistischen Werten kann die DECT ein zeiteffizienteres Staging als der Ultraschall ermöglichen oder im Sinne eines optimierten diagnostischen Workflows zur besseren Auswahl eines Gelenkes für die Aspiration von Gelenkflüssigkeit und die Sicherung der Diagnose durch den Nachweis der Harnsäurekristalle in der Polarisationsmikroskopie dienen. Diese neuen Möglichkeiten der DECT haben inzwischen auch in Guidelines Einzug gehalten. Im Jahr 2015 veröffentlichten das *American College of Rheumatology* (ACR) und die *European League Against Rheu-*

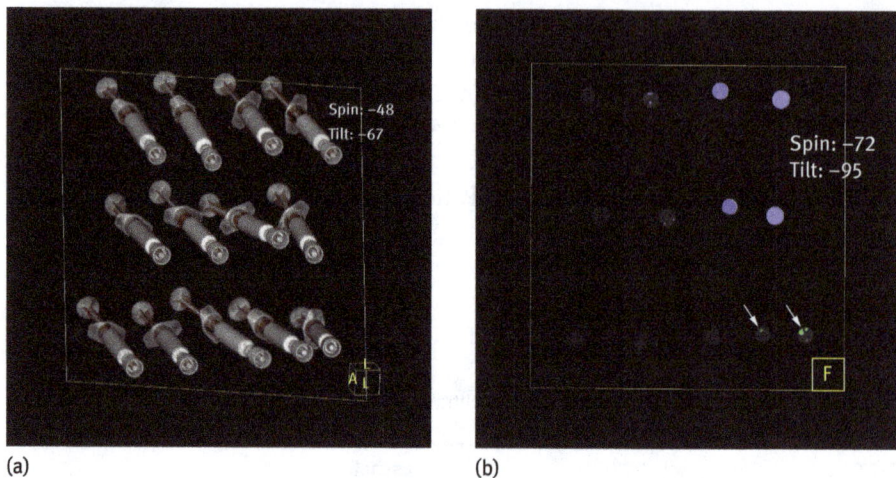

(a)   (b)

Abb. 4.6: *In-vitro*-Validierung der DECT und ihrer Auswertungssoftware. (a) CT der einzelnen gefüllten Spritzen. (b) Axialer Schnitt durch die gefüllten Spritzen, Auswertung mit der *Gout*-Software. Grüne Voxel sind nur bei Gichtkristallen erkennbar, allerdings erst ab einer Konzentration von 10 % (untere Reihe). Die Chondrokalzinose und Eisenablagerung führen zu blauen Voxel, allerdings auch hier erst in steigender Konzentration.

matism (EULAR) neue Kriterien für die Diagnose der Gicht, welche nunmehr auch das Ergebnis der DECT mit einschließen [12]. Ferner führt die Möglichkeit der DECT, weitgehend objektiv Verlaufskontrollen durchzuführen und somit die Entwicklung der *Tophuslast* beispielsweise um eine medikamentöse Therapie darzustellen, zur zunehmenden Verwendung als Zielparameter in klinischen Studien [13].

Die Ergebnisse der DECT, insbesondere der sichere Nachweis einer Gicht bzw. der Ausschluss von Gichttophi, führen klinisch häufig direkt zu einer Änderung der Medikation und resultieren in einer Besserung des subjektiven klinischen Befindens [14].

Literatur

[1] Huppertz A, Hermann KG, Diekhoff T, Wagner M, Hamm B, Schmidt WA. Systemic staging for urate crystal deposits with dual-energy CT and ultrasound in patients with suspected gout. *Rheumatol Int.* 2014; 34, 763–771.

[2] Graser A, Johnson TR, Bader M, Staehler M, Haseke N, Nikolaou K, Reiser MF, Stief CG, Becker CR. Dual energy CT characterization of urinary calculi: initial in vitro and clinical experience. *Invest Radiol.* 2008; 43, 112–119.

[3] Diekhoff T, Ziegeler K, Feist E, Kiefer T, Mews J, Hamm B, Hermann KG. First experience with single-source dual-energy computed tomography in six patients with acute arthralgia: a feasibility experiment using joint aspiration as a reference. *Skeletal Radiol.* 2015; 44, 1573–1577.

[4]   Dalbeth N, Schauer C, Macdonald P, Perez-Ruiz F, Schumacher HR, Hamburger S et al. Methods of tophus assessment in clinical trials of chronic gout: a systematic literature review and pictorial reference guide. *Ann Rheum Dis*. 2011; 70, 597–604.

[5]   McQueen FM, Doyle A, Dalbeth N. Imaging in gout--what can we learn from MRI, CT, DECT and US? *Arthritis Res Ther*. 2011; 13, 246.6.

[6]   Glazebrook KN, Guimarães LS, Murthy NS, Black DF, Bongartz T, Manek NJ, Leng S, Fletcher JG, McCollough CH. Identification of intraarticular and periarticular uric acid crystals with dual-energy CT: initial evaluation. *Radiology*. 2011; 261, 516–524.

[7]   Bongartz T, Glazebrook KN, Kavros SJ, Murthy NS, Merry SP, Franz WB 3rd, Michet CJ, Veetil BM, Davis JM 3rd, Mason TG 2nd, Warrington KJ, Ytterberg SR, Matteson EL, Crowson CS, Leng S, McCollough CH. Dual-energy CT for the diagnosis of gout: an accuracy and diagnostic yield study. *Ann Rheum Dis*. 2015; 74,1072–1077.

[8]   Choi HK, Burns LC, Shojania K, Koenig N, Reid G, Abufayyah M, Law G, Kydd AS, Ouellette H, Nicolaou S. Dual energy CT in gout: a prospective validation study. *Ann Rheum Dis*. 2012; 71, 1466–1471.

[9]   Manger B, Lell M, Wacker J, Schett G, Rech J. Detection of periarticular urate deposits with dual energy CT in patients with acute gouty arthritis. *Ann Rheum Dis*. 2012; 71, 470–472.

[10] Janssens HJ, Fransen J, van de Lisdonk EH, van Riel PL, van Weel C, Janssen M. A diagnostic rule for acute gouty arthritis in primary care without joint fluid analysis. *Arch Intern Med*. 2010; 170, 1120–1126.

[11] Gruber M, Bodner G, Rath E, Supp G, Weber M, Schueller-Weidekamm C. Dual-energy computed tomography compared with ultrasound in the diagnosis of gout. *Rheumatology* 2014; 53, 173–179.

[12] Neogi T, Jansen TL, Dalbeth N, Fransen J, Schumacher HR, Berendsen D, Brown M, Choi H, Edwards NL, Janssens HJ, Lioté F, Naden RP, Nuki G, Ogdie A, Perez-Ruiz F, Saag K, Singh JA, Sundy JS, Tausche AK, Vaquez-Mellado J, Yarows SA, Taylor WJ. 2015 Gout classification criteria: an American College of Rheumatology/European League Against Rheumatism collaborative initiative. *Ann Rheum Dis*. 2015; 74, 1789–1798.

[13] Araujo EG, Bayat S, Petsch C, Englbrecht M, Faustini F, Kleyer A, Hueber AJ, Cavallaro A, Lell M, Dalbeth N, Manger B, Schett G, Rech J. Tophus resolution with pegloticase: a prospective dual-energy CT study. *RMD Open*. 2015 Jun 17; 1(1), e000075.

[14] Metzger SC, Koehm M, Wichmann JL, Buettner S, Scholtz JE, Beeres M, Kerl JM, Albrecht MH, Hammerstingl R, Vogl TJ, Bauer RW. Dual-Energy CT in Patients with Suspected Gouty Arthritis: Effects on Treatment Regimen and Clinical Outcome. *Acad Radiol*. 2015 [Epub ahead of print].

Wolfgang A. Schmidt

5 Bildgebung – Ultraschall

5.1 Einleitung

Die Ultraschalldiagnostik ist in fast allen medizinischen Bereichen essentieller Bestandteil der klinischen Praxis. Dies betrifft auch die Sonographie der Bewegungsorgane in der Rheumatologie. Die Ausbildung in der Sonographie der Bewegungsorgane ist in Deutschland seit Ende der 1980er Jahre fester Bestandteil der Facharztweiterbildung in der Rheumatologie. Dabei wird die Sonographie vom Arzt selber durchgeführt. Zeitgleich können Anamnese und klinischer Befund erhoben werden. Die Sonographie ist somit Teil der klinischen Untersuchung. Unter Berücksichtigung von Anamnese, klinischem Befund, Laborwerten, Sonographiebefund und ggf. ultraschallgesteuerter Punktion mit anschließendem Nachweis von Harnsäurekristallen in der Polarisationsmikroskopie kann in kurzer Zeit die Diagnose einer Gicht sicher ausgeschlossen oder nachgewiesen werden.

Die Sonographie ermöglicht eine sehr hohe Auflösung von 0,1 mm im Bereich oberflächlicher Strukturen wie der Zehengelenke. Weichteile und Knochenoberflächen können hervorragend abgebildet werden. Die Aussage der Sonographie ist in und hinter Knochen eingeschränkt. Die Ultraschalluntersuchung ist für den Patienten schnell und angenehm durchführbar und wiederholbar.

5.2 Technische Voraussetzungen

Für die Sonographie der Bewegungsorgane werden Linearschallköpfe mit einer Frequenz von 5 bis 18 MHz verwendet. In der Regel werden heute Multifrequenzschallköpfe angeboten, die die Frequenzen in diesem Bereich abdecken. Für oberflächliche Strukturen wie zum Beispiel im Bereich der Zehengelenke werden hohe Frequenzen verwendet, für tiefer gelegene Strukturen wie für die Hüftgelenke niedrige Frequenzen. Der Farbdoppler-Modus (alternativ der Power-Doppler-Modus) ist erforderlich, um den Grad der Entzündung in einer Gelenkregion abzuschätzen (Abb. 5.1).

5.3 Untersuchungsgang

Der klinische Befund ist ausschlaggebend für die Entscheidung, welche Regionen sonographisch untersucht werden. In der Regel wird zunächst die Region sonographiert, in der die meisten Beschwerden vorliegen bzw. wo eine Schwellung nachweisbar ist. So kann zum Beispiel rasch ein typischer Befund in einer Bursa olecrani oder an einer Bursa praepatellaris dargestellt werden. Bei Verdacht auf eine Gicht sollten

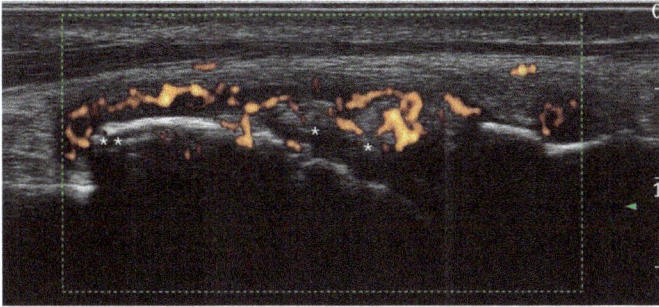

Abb. 5.1: Synovitis des Großzehengrundgelenkes mit deutlicher Hyperperfusion (orange Farbsignale) bei Gichtanfall (Podagra), intraartikuläre Tophi (*); Osteophyt (**) bei gleichzeitiger Arthrose (dorsaler Longitudinalschnitt über dem MTP-1-Gelenk).

möglichst immer die Großzehengrundgelenke untersucht werden. Diese sind am häufigsten betroffen, und es lassen sich häufig Veränderungen auch bei asymptomatischer Hyperurikämie nachweisen. Wenn Befunde an den MTP-1-Gelenken vorliegen, sind diese dort am ehesten typisch und somit pathognomonisch.

5.4 Pathologische Befunde

Folgende Befunde sind typisch für eine Gicht [1]:
- Tophi: umschriebene, etwas inhomogene, eher echoreiche, wolkig erscheinende Strukturen, die von einem echoarmen Saum umgeben sein können. Bei hoher Konzentration von Harnsäurekristallen können sie eine dorsale Schallauslöschung oder -abschwächung hervorrufen. Das heißt, Schall wird absorbiert, so dass die Region, die sich hinter dem Tophus befindet, echoarm bzw. echofrei erscheint. Tophi können palpabel oder nur bildgebend nachweisbar sein. Sie können intrartikulär (Abb. 5.2) oder extraartikulär lokalisiert sein (Abb. 5.3) sowie in Bursen (Abb. 5.4) und Sehnen auftreten (Abb. 5.5 und 5.6). Bei Reliabilitätsuntersuchungen schnitt der Nachweis von Tophi am besten ab [2, 3].
- Doppelkonturzeichen (Abb. 5.7 und 5.8): Es entsteht durch teppichartige Harnsäurekristall-Ablagerungen auf dem Gelenkknorpel. Hyaliner Knorpel lässt sich intrartikulär als echofreie Struktur auf dem Knochen sonographisch darstellen. Die Grenzfläche zwischen Synvovium und Knorpel wird normalerweise als zartes, echoreiches Band abgebildet. Dieses Band ist nur sichtbar, wenn sich Schallkopf und Grenzfläche parallel zueinander befinden. Bei Harnsäurekristall-Ablagerungen auf der Knorpeloberfläche wird diese Grenzfläche dicker. Sie erscheint etwa so dick wie die Knochenoberfläche und ist etwas inhomogen. Sie ist auch noch sichtbar, wenn sich Schallkopf und Knorpeloberfläche nicht mehr parallel zueinander befinden [4, 5].

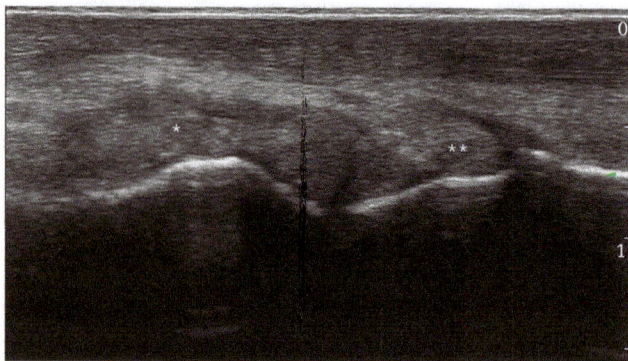

Abb. 5.2: Intra-artikuläre Tophi im Sinne echoreich wolkiger Strukturen sowohl proximal (*) als auch distal (**) des Gelenkspaltes (dorsaler Longitudinalschnitt über dem MTP-1-Gelenk).

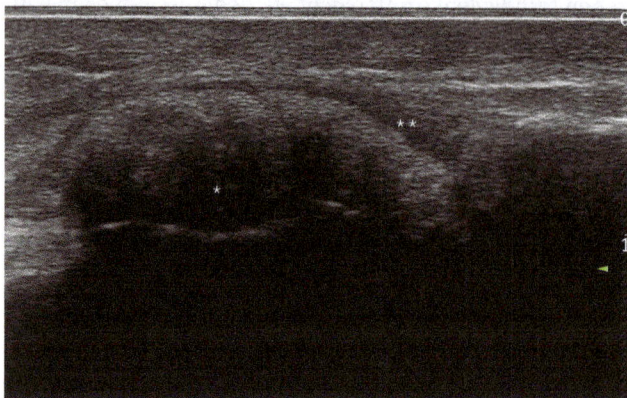

Abb. 5.3: Extraartikulärer Tophus am Vorfuß: Echoreich wolkige Struktur mit dorsaler Schallabschwächung (*) und echoarmem Saum (**).

– Aggregate (Abb. 5.9): Es handelt sich um kleine, sehr kompakte Ansammlungen von Harnsäurekristallen. Sie erscheinen als echoreiche Punkte in Synovitis oder Erguss. Sie bleiben auch bei Reduktion der Bildhelligkeit (Verminderung des B-Gains) sichtbar. Aggregate sind für sich allein genommen zu unspezifisch, um eine Gicht zu diagnostizieren [3]. Ihr Nachweis hilft aber, den Verdacht auf eine Gicht zu unterstützen, wenn Tophi und/oder das Doppelkonturzeichen nachweisbar sind.

– Erosionen (Abb. 5.10): Dabei handelt es sich um eine Unterbrechung der Knochenoberfläche, die in zwei Ebenen darstellbar ist. Im Gegensatz zur Rheumatoiden Arthritis können bei Gicht Erosionen auch extraartikulär auftreten, da Tophi direkt den Knochen arrodieren können. Tophi treten sowohl intraartikulär als auch extraartikulär auf.

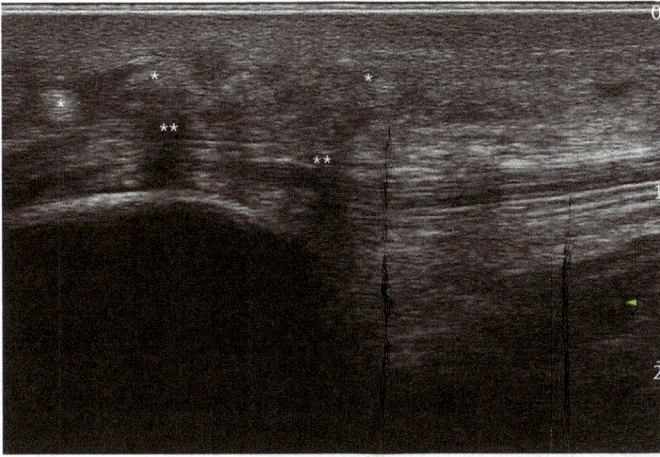

Abb. 5.4: Tophi in der Bursa praepatellaris (*) teilweise mit dorsaler Schallabschwächung, die die Patellarsehne verdeckt (**) (anteriorer Longitudinalschnitt über der Patella (links im Bild) und über der Patellarsehne).

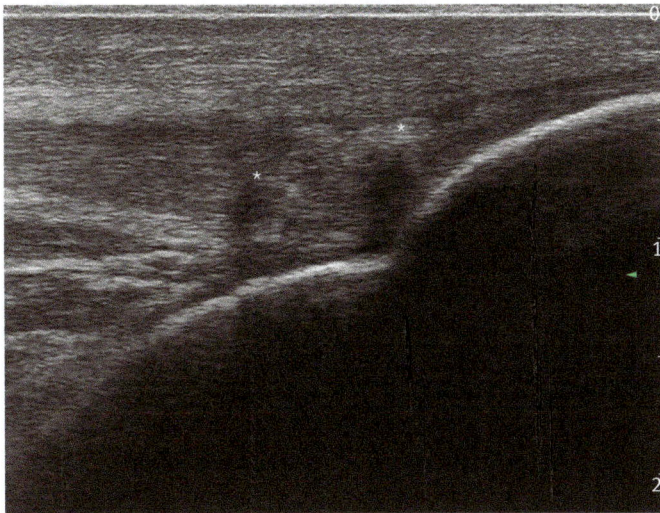

Abb. 5.5: Tophi in der distalen Patellarsehne (*) (anteriorer Longitudininalschnitt über der distalen Patellarsehne und der Tibia).

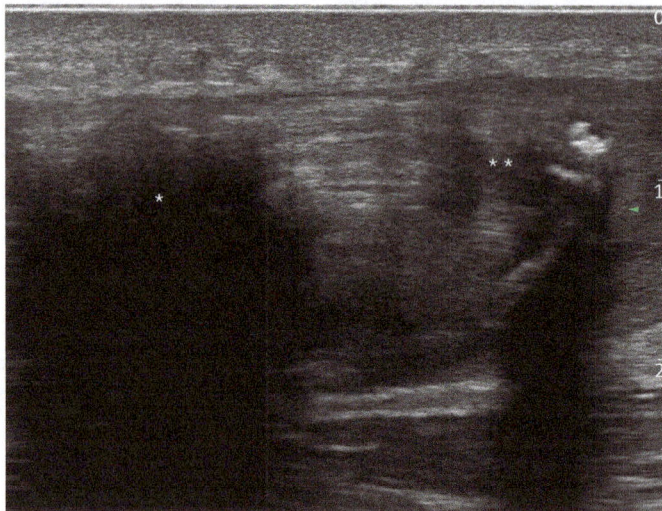

Abb. 5.6: Große Tophi mit dorsaler Schallabschwächung in einer deutlich verdickten Achillessehne (17 mm sagittal). Der proximal gelegene Tophus (*) erscheint diffuser als der distal gelegene Tophus, der sehr kompakt ist (**) (dorsaler Longitudininalschnitt über der Achillessehne).

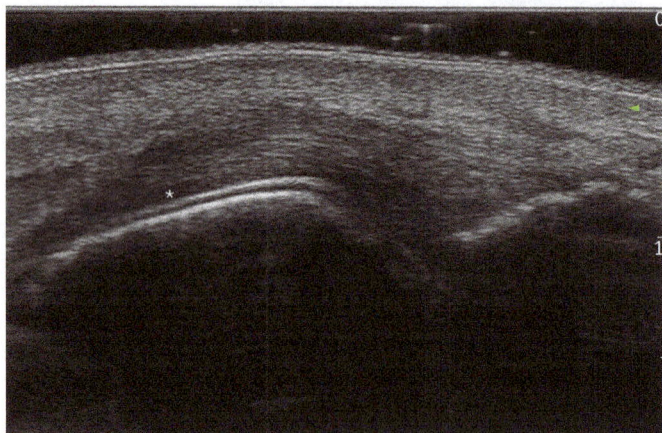

Abb. 5.7: Doppelkonturzeichen an einem Großzehengrundgelenk (medialer Longitudinalschnitt des MTP-1-Gelenkes).

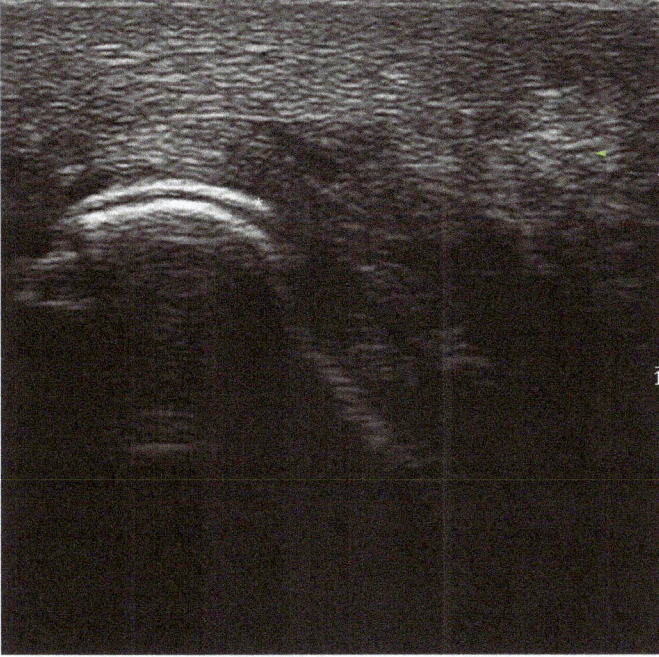

Abb. 5.8: Doppelkonturzeichen an einem Großzehengrundgelenk (medialer Transversalschnitt über demselben MTP-1-Gelenk wie in Abb. 5.7).

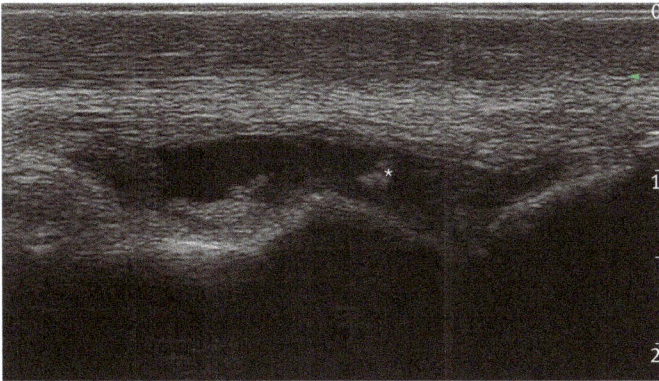

Abb. 5.9: Aggregate in einem Erguss des Großzehengrundgeleneks (*) (dorsaler Longitudinalschnitt des MTP-1-Gelenkes).

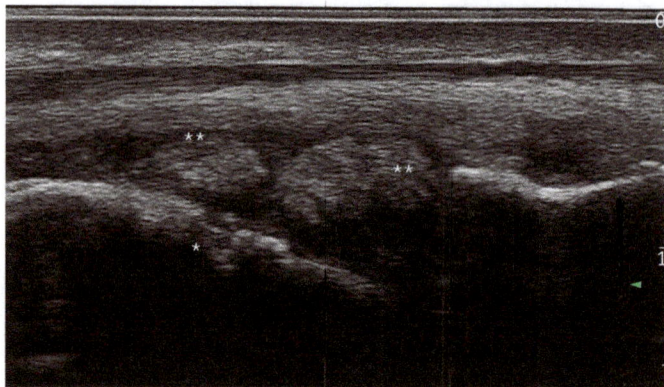

Abb. 5.10: Erosion am Os metatarsale (*) in einem MTP-1-Gelenk mit Tophi (**) (dorsaler Longitudinalschnitt des MTP-1-Gelenkes).

5.5 Sonographische Untersuchung einzelner Gelenke

MCP-1-Gelenk. Das MCP-1-Gelenk wird zunächst in Längsschnitten von dorsal fibularseitig durchgehend bis zum Beginn des plantar gelegenen medialen Sesambeins untersucht, ggf. zusätzlich plantar zwischen den Sesambeinen. Insbesondere pathologische Befunde müssen sowohl longitudinal als auch transversal dargestellt werden. Doppelkonturzeichen und Erosionen finden sich häufiger medial als dorsal.

Andere Zehengelenke. Sie werden vor allem von dorsal, ggf. auch von plantar, untersucht. Das MTP-5-Gelenk kann wie das MTP-1-Gelenk größtenteils umfahren werden.

Mittelfuß. Wolkig echoreiche Ablagerungen finden sich häufig in den Tarsometatarsal- und Cuneonaviculargelenken.

Sprunggelenke. Häufig finden sich wolkig echoreiche Ablagerungen lateral und medial. Es können auch Tophi in den Beuge-, Streck- und Peronaeussehnen auftreten, die dann oftmals zu einer Auftreibung der Sehnen führen. Das gleiche Bild zeigt sich, wenn Tophi in der Achillessehne lokalisiert sind.

Kniegelenke. Eine Doppelkontur kann interkondylär im Transversalschnitt suprapatellar bei maximaler Kniebeugung festgestellt werden. Seltener findet sich auch eine Doppelkontur in der Nähe des lateralen oder medialen Kniegelenksspaltes. In dieser Region lassen sich häufig auch diffus echoreich wolkige Uratablagerungen in den umgebenden Weichteilen darstellen. Tophöses Material lagert sich zudem oft in der Bursa praepatellaris ab. Zusätzlich kann die Patellarsehne betroffen sein. Ablagerungen finden sich oft im proximalen oder distalen Abschnitt. Tophi in der Nähe des

Ansatzes der Quadrizepssehne an der Patella können manchmal schlecht von Osteophyten am proximalen Patellarand unterschieden werden.

Fingergelenke. Bei polyartikulärer Gicht können auch die Fingergelenke befallen werden. Das sonographische Erscheinungsbild ist vergleichbar mit demjenigen der Zehengelenke.

Handgelenke. Volar und dorsal können sich im Synovium echoreich wolkige Strukturen ablagern. Tophi können in den Strecksehnen vorkommen, mit einem ähnlichen Bild wie im Bereich der Sprunggelenke beschrieben.

Ellenbogen. Häufig finden sich Tophi in der Bursa olecrani. Echoreich streifig erscheinende Uratablagerungen lassen sich in der Trizepssehne nachweisen. Ähnlich wie an den Kniegelenken können medial und lateral echoreich wolkige Ablagerungen in den Weichteilen des Gelenkspaltes auftreten.

Grundsätzlich können überall im Körper Uratablagerungen vorkommen. Auch Schulter- und Hüftgelenke können betroffen sein.

5.5.1 Differenzialdiagnose

Andere Kristallarthropathien können zu ähnlichen sonographischen Befunden führen. Wie lässt sich eine Chondrocalcinose von der Gicht sonographisch unterscheiden?
– Pyrophosphatkristalle lagern sich typischerweise nicht auf dem Knorpel, sondern mehr im Knorpel ab. Falls ein Doppelkonturzeichen sichtbar ist, bewegt sich das echoarme Band auf dem Knorpel bei Flexion und Extension des Gelenkes meistens nicht mit dem Knochen mit. Bei ausgeprägter Chondroacalcinose können zum Beispiel an MCP-Gelenken die Kristall-Ablagerungen aber mit der Knorpeloberfläche verbunden sein.
– Vor allem in den Kniegelenken lassen sich Ansammlungen von Pyrophosphaten als echoreiche Punkte oder Banden im hyalinen Knorpel nachweisen. Dies gelingt besonders gut im Knie im anterioren interkondylären Knorpel bei maximaler Flexion des Kniegelenkes und transversaler Schallposition proximal der Patella (Abb. 5.11) sowie dorsal im Knorpel der Femorkondylen.
– Pyrophosphate lagern sich zusätzlich in fibrinösem Knorpel ab. Entsprechend typisch sind echoreiche, oft schollige Ablagerungen in den Menisken der Kniegelenke (Abb. 5.12), im Discus triangularis der Handgelenke (ulno-carpal) und (etwas seltener) in den Labren der Hüft- und Schultergelenke (Glenohumeralgelenke).

–   Gicht und Chondrocalcinose haben ein unterschiedliches Verteilungsmuster betroffener Gelenke. Während bei der Gicht besonders häufig Zehengelenke, Mittelfuß und Sprunggelenke betroffen sind, tritt die Chondrocalcinose am häufigsten an Hand- und Kniegelenken auf. Hydroxylapatitkristall-Ablagerungen kommen besonders häufig in der Rotatorenmanschette vor. Seltener können sie zu akuten Arthritiden von PIP-Gelenken der Finger führen.

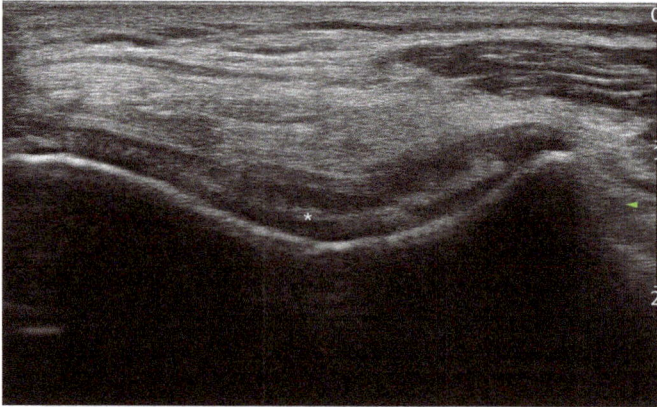

Abb. 5.11: Chondrocalcinose mit Nachweis von Kristallansammlungen als echoreiches Band (*) femoral im interkondylären hyalinen Knorpel (anteriorer Transversalschnitt proximal der Patella bei maximal gebeugtem Kniegelenk).

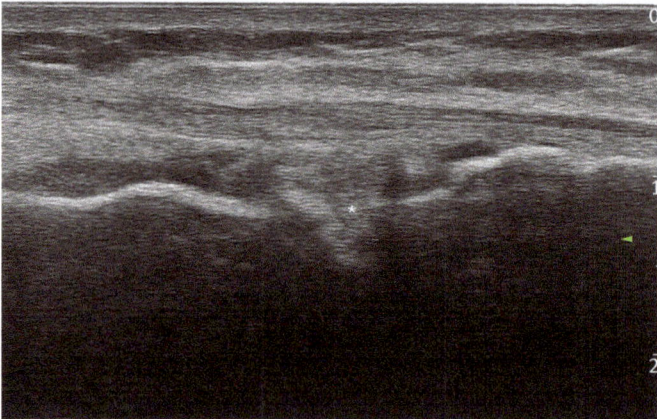

Abb. 5.12: Chondrocalcinose mit Nachweis von echoreichen, scholligen Strukturen (*) im lateralen Meniskus derselben Patientin wie in Abb. 5.11 (lateraler Longitudinalschnitt über dem Kniegelenk).

5.5.2 Fallgruben

Tophi in Weichteilen und Sehnen sind nicht immer sicher von anderen Verkalkungen abgrenzbar. Verkalkungen können zum Beispiel bei Centromer-Antikörper-assoziierter Sklerodermie oder bei Dermatomyositis vorkommen. Insbesondere an Sehnenansätzen können Ostophyten mit kleinen Tophi oder mit Aggregaten verwechselt werden. Dies betrifft vor allem den Ansatz der Quadrizepssehne an der Patella und den distalen Ansatzbereich der Achillessehne.

Ein Doppelkonturzeichen kann vorgetäuscht werden, wenn ein Erguss vorliegt. Die Grenzlinie zwischen Erguss und Knorpel ist deutlicher, als wenn sich über dem Knorpel Bindegewebe, Muskel oder Fett befindet. Sie ist meistens jedoch weniger dick als der Knochen und homogener als bei einer Gichtarthropathie. Insbesondere im anterioren Bereich des Oberen Sprunggelenkes kann solch eine Doppelkontur vorgetäuscht werden (Abb. 5.13).

In manchen Gelenken zeigt sich eine kräftige Gelenkkapsel, die sich in direkter Nachbarschaft zum Gelenkknorpel befindet. Dies ist besonders im anterioren Bereich des Ellenbogengelenkes der Fall (Abb. 5.14).

Die im Ultraschall sichtbare Form von Erosionen lässt nicht sicher auf die zugrunde liegende Erkrankung schließen. Ähnliche Erosionen können sowohl bei der rheumatoiden Arthritis als auch bei der Gicht vorliegen. Extraartikuläre Erosionen sind allerdings typisch für die Gicht. Erosionen können durch ausgeprägte Tophi verdeckt werden.

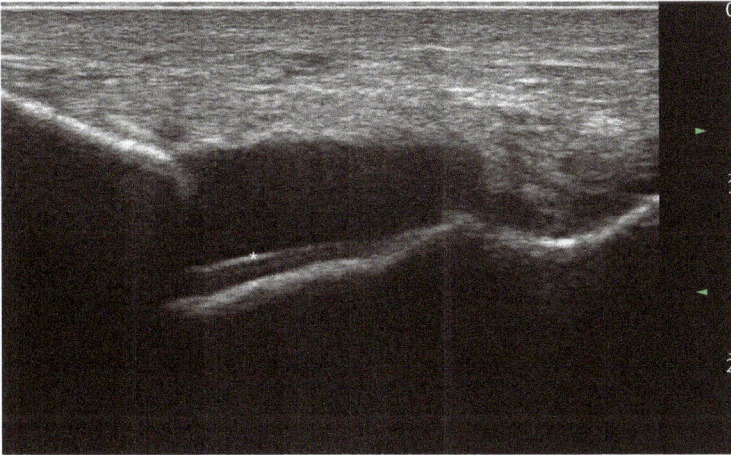

Abb. 5.13: Erguss im Oberen Sprunggelenk. Die Grenzfläche (*) zwischen Erguss und Knorpel über dem Talus stellt kein Doppelkonturzeichen im Sinne einer Gicht dar. Sie erscheint glatt und etwas dünner als die Knochenoberfläche (anteriorer Longitudinalschnitt über dem Oberen Sprunggelenk).

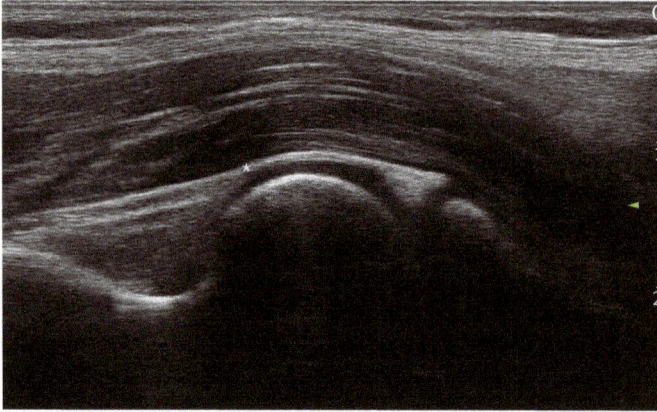

Abb. 5.14: Im anterioren Bereich des Ellenbogengelenkes ist die Gelenkkapsel kräftig mit ähnlichem Echomuster wie der darunter liegende Knochen. Es handelt sich nicht um eine Doppelkontur im Sinne einer Gicht (anteriorer Longitudinalschnitt über dem Humeroradialgelenk).

5.5.3 Verlaufsuntersuchungen

Unter konsequenter harnsäuresenkender Therapie bilden sich intra- und extraartikuläre Tophi zurück. Insbesondere für Studien lassen sich einzelne Tophi ausmessen und bezüglich der Größe im Verlauf vergleichen. Das Doppelkonturzeichen bleibt relativ lange bestehen. Es gibt Berichte, dass es unter Therapie verschwinden kann [6].

5.6 Vergleich mit anderen bildgebenden Verfahren

Die Sonographie ist deutlich sensitiver für den Nachweis von Tophi als das konventionelle Röntgen. Kleinere Erosionen können in Regionen, die der Sonographie zugänglich sind, ebenfalls wesentlich sensitiver dargestellt werden.

Im Vergleich zur Dual Energy CT (DECT) sind kleine Läsionen sonographisch häufiger nachzuweisen, insbesondere im Bereich der Zehengelenke (siehe Kap. 4). Das Doppelkonturzeichen ist in der Regel nur sonographisch sichtbar. Andererseits gibt die DECT eine bessere Übersicht auch hinichtlich der in der Sonographie schlecht zugänglichen Regionen wie retropatellar. Die DECT kann besser zwischen Urat- und anderen Kristall-Ablagerungen differenzieren [7].

5.7 Relevanz für die Klinik

Bei Patienten mit Hyperurikämie können häufig noch nicht palpable Tophi in Gelenken, Weichteilen und Sehnen nachgewiesen werden, bevor Gichtanfälle aufgetreten sind. Entsprechend neuen Empfehlungen gilt der bildgebende Nachweis von Tophi bereits als Indikation für eine medikamentöse Harnsäure senkende Therapie [8].

Die Sonographie ist besonders wertvoll zur Diagnosestellung der Gicht. Bei klinischem Verdacht können sonographisch Uratablagerungen nachgewiesen werden, was wesentlich zur Diagnosestellung beiträgt. Der Ultraschallbefund muss jedoch immer im Kontext mit dem klinischen Befund gesehen werden.

Die Sonographie ist ebenso wie die DECT als Bestandteil der ACR/EULAR- Klassifikationskriterien aufgenommen worden. Diese erlauben die Klassifikation der Gicht jetzt auch ohne Nachweis von Harnsäurekristallen mit der Polarisationsmikroskopie [9]. Insbesondere bei dem Nachweis von Tophi und Doppelkonturzeichen in MTP-Gelenken kann sonographisch relativ sicher die Diagnose einer Gicht bestätigt werden.

Harnsäuresteine können in den Nieren von Gichtpatienten auftreten. Deshalb ist es sinnvoll, zusätzlich die Nieren zu sonographieren, um das Vorliegen von Nierensteinen nachzuweisen oder auszuschließen. Die Konkremente können manchmal schwach echoreich sein, ohne dorsale Schallabschwächung, was den Nachweis mittels Ultraschall erschweren kann (Abb. 5.15).

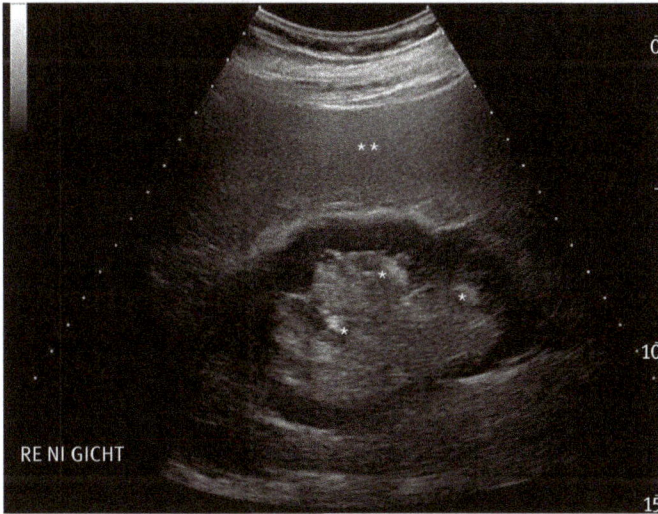

Abb. 5.15: Harnsäuresteine (*) der Niere bei Gicht können schwach echoreich ohne dorsale Schallabschwächung sein. Der Patient hat gleichzeitig eine Steatosis hepatis (**), erkennbar daran, dass das Leberparenchym echoreicher ist als das Nierenparenchym (lateraler Longitudinalschnitt über der rechten Niere).

Im Verlauf einer Gichtbehandlung kann mittels Ultraschall beurteilt werden, ob Uratansammlungen in vormals betroffenen Körperregionen noch nachweisbar sind.

Insgesamt hat die Einführung der Sonographie in die Gichtdiagnostik die Stellung einer sicheren Diagnose wesentlich vereinfacht und beschleunigt. In der Hand des Geübten, der gleichzeitig Anamnese, klinische Befunde, Laborbefunde und ggf. die Kapillarmikroskopie mit berücksichtigt, hat die Sonographie einen unschätzbaren Wert.

Literatur

[1]   Chowalloor PV, Keen HI. A systematic review of ultrasonography in gout and asymptomatic hyperuricaemia. Ann Rheum Dis 2013; 72, 638–645.
[2]   Gutierrez M, Schmidt WA, Thiele RG et al. International consensus for ultrasound lesions in gout: results of Delphi process and web-reliability exercise. Rheumatology (Oxford) 2015; 54, 1797–1805.
[3]   Terslev L, Gutierrez M, Christensen R et al. Assessing Elementary Lesions in Gout by Ultrasound: Results of an OMERACT Patient-based Agreement and Reliability Exercise. J Rheumatol 2015; 42, 2149–2154.
[4]   Thiele RG, Schlesinger N. Diagnosis of gout by ultrasound. Rheumatology (Oxford) 2007; 46, 1116–1121.
[5]   Grassi W, Meenagh G, Pascual E, Filippucci E. „Crystal clear"-sonographic assessment of gout and calcium pyrophosphate deposition disease. Semin Arthritis Rheum 2006; 36, 197–202.
[6]   Thiele RG, Schlesinger N. Ultrasonography shows disappearance of monosodium urate crystal deposition on hyaline cartilage after sustained normouricemia is achieved. Rheumatol Int 2010; 30, 495–503.
[7]   Huppertz A, Hermann KG, Diekhoff T, Wagner M, Hamm B, Schmidt WA. Systemic staging for urate crystal deposits with dual-energy CT and ultrasound in patients with suspected gout. Rheumatol Int 2014; 34, 763–771.
[8]   Richette P, Doherty M, Pascual E et al. Updated Eular evidence-based recommendations for the management of gout. Ann Rheum Dis 2014; 73(Suppl 2), 783.
[9]   Neogi T, Jansen TL, Dalbeth N et al. 2015 Gout classification criteria: an American College of Rheumatology/European League Against Rheumatism collaborative initiative. Ann Rheum Dis 2015; 74, 1789–1798.

Rieke Alten und Tobias Schreiber

6 Therapie des akuten Gichtanfalls

6.1 Zusammenfassung

Ursächlich für einen akuten Gichtanfall ist eine Ablagerung von Uratkristallen in der Synovialflüssigkeit [1]. Die äußerst schmerzhafte Arthritis (zu mehr als 60 % als Monarthritis des Großzehengrundgelenks) tritt meist akut auf und ist von lokalen und systemischen Entzündungszeichen (Gelenkschwellung, Fieber, Leukozytose) begleitet. Im akuten Gichtanfall kann der Serumharnspiegel im Normbereich liegen (unter 6 mg/dl): In einer retrospektiven Analyse von zwei doppelblinden multizentrischen randomisierten kontrollierten Studien zur Behandlung des akuten Gichtanfalls (n = 339) wiesen 14,2 % aller Patienten mit akuter Gicht vor Behandlungsbeginn einen Serumharnspiegel von unter 6 mg/dl auf [2].

Therapieziele des akuten Gichtanfalls sind Analgesie und Antiinflammation. Entscheidend sind der rasche Therapiebeginn und eine Fortführung der Therapie bis einige Tage nach Abklingen der akuten Symptomatik. Eine initiale Kombinationstherapie kann bei starken Schmerzen, dem Befall mehrerer großer Gelenke und beim polyartikulären Befall sinnvoll sein [3]. Nach Abklingen der akuten Attacke können Rezidive auftreten. Erfolgt keine harnsäuresenkende Behandlung, kann sich bei dauerhaft erhöhter Serumharnsäure eine tophöse Gicht entwickeln. Deshalb ist eine medikamentöse Harnsäuresenkung als kausale Behandlung der zugrundeliegenden Hyperurikämie zur Verhinderung weiterer Uratablagerungen erforderlich [4].

Als primäre pharmakologische Therapieoptionen haben sich nichtsteroidale Antirheumatika (NSAR), Glukokortikoide und Colchicin und etabliert [5], siehe dazu Abb. 6.1 und die Übersichtstabelle 6.1 am Ende des Kapitels. Häufige Komorbiditäten können deren Verwendung oft einschränken, so dass neue pharmakologische Ansätze (insbesondere Interleukin-1β-Antikörper) zunehmend zum Einsatz gelangen können. Nicht nur Komorbiditäten und Kontraindikationen, sondern auch die Häufigkeit und Schwere des Gichtanfalls müssen letzten Endes zu einer individuellen Therapieentscheidung führen. Im Folgenden werden die klassischen Therapieoptionen erklärt und – wenn möglich – gegeneinander abgewogen. Neue pharmakologische Ansätze werden mit einbezogen.

6.2 Nichtsteroidale Antirheumatika (NSAR)

Ein Cochrane-Review kommt zu dem Schluss, dass bei insgesamt schwacher Evidenz eine kurzfristige Therapie mit NSAR-Präparaten hilfreich in der Behandlung von Schmerz und in geringem Ausmaß auch der Schwellung ist [7].

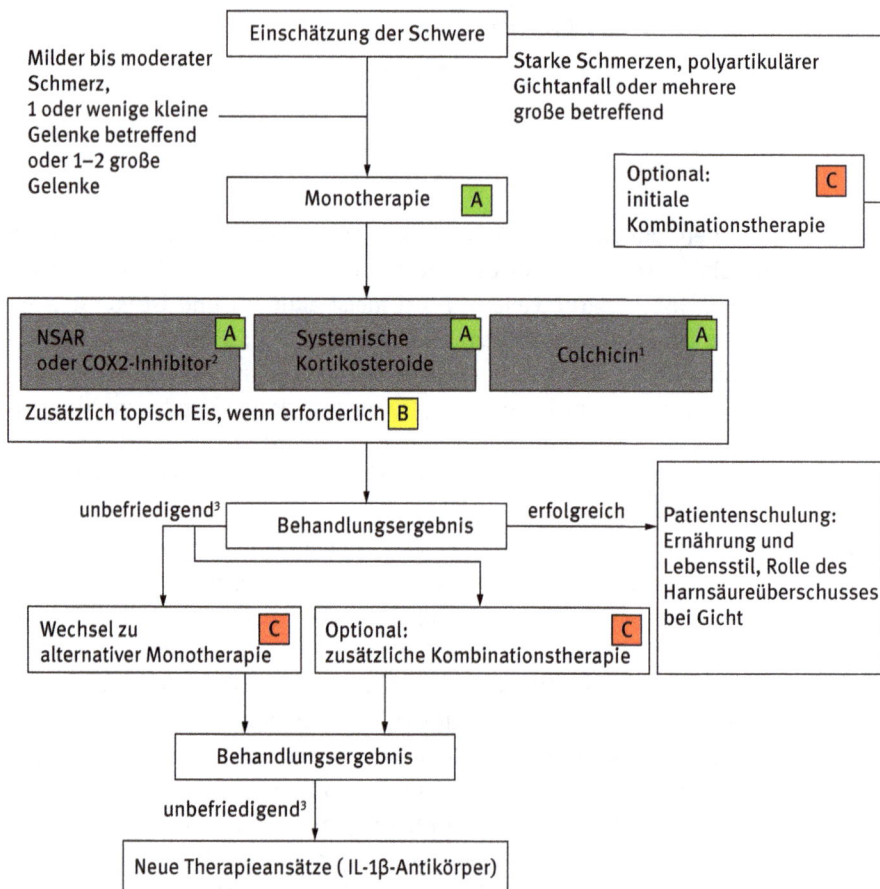

Abb. 6.1: Das Management des akuten Gichtanfalls; modifiziert nach [3, p. 1452].
Evidenzgrade für Empfehlungen: **Level A:** belegt durch mehrere randomisierte klinische Vergleichsstudien oder Metaanalysen; **Level B:** belegt durch eine einzige randomisierte Studie oder nicht randomisierte Studien; **Level C:** Konsensus von Experten, Kasuistiken oder Therapiestandard.
1. Colchicin ist eine angemessene Option, wenn es innerhalb von 36 Stunden nach Beginn der Symptome gegeben wird [6]. **2.** COX2-Inhibitoren kommen v. a. bei Patienten mit gastrointestinalen Kontraindikationen oder Unverträglichkeiten gegenüber unselektiven NSAR zum Einsatz. COX2-Inhibitoren haben ein günstigeres Nebenwirkungsprofil im Vergleich zu nichtselektiven NSAR, allerdings weisen COX2-Inhibitoren viele Nebenwirkungen auf, die auch unselektive NSAR zeigen [3]. **3.** „Unbefriedigend" wird definiert als: **a)** < 20 % Verbesserung im Schmerz-Score innerhalb von 24 Stunden *oder* **b)** < 50 % bei > 24 Stunden [6].

Es existieren keine randomisierten kontrollierten Studien, in welchen die Effizienz von traditionellen nichtsteroidalen Antirheumatika (t-NSAR) bzw. selektiven COX2-Inhibitoren mit Colchicin in der Behandlung des akuten Gichtanfalls verglichen wird [8].

Nur in einer einzigen randomisierten kontrollierten Studie wurde die Überlegenheit von NSAR gegenüber Placebo in der Behandlung des akuten Gichtanfalls nachgewiesen [9]. Dennoch nehmen NSAR in der pharmakologischen Therapie des akuten Gichtanfalls wegen ihres schnellen Wirkeintritts einen hohen Stellenwert ein [3].

Mehrere doppelblinde randomisierte kontrollierte Studien zeigen, dass die verschiedenen NSAR in der Behandlung des akuten Gichtanfalls vergleichbar stark wirken [6, 10–13].

In der Vergangenheit wurden vorwiegend nichtselektive NSAR wie Indomethacin oder Naproxen eingesetzt.

Ein weiteres, nichtselektives NSAR ist Naproxen, welches alternativ eingesetzt werden kann. In einer fünftägigen randomisierten doppelblinden kontrollierten Studie konnte Naproxen (500 mg 2-mal täglich; n = 60) 90 Stunden nach Therapiebeginn in der Behandlung des akuten Gichtanfalls auf der visuellen Analogskala (VAS-Score) eine vergleichbar hohe Schmerzreduktion wie Prednisolon (35 mg/d; n = 60) erreichen: Die Differenz im VAS-Score zwischen Baseline und 90 Stunden nach Therapiebeginn betrug durchschnittlich 44,7 mm bei Prednisolon und 46,0 mm bei Naproxen. Zwischen den beiden Gruppen war die Rate an Nebenwirkungen ähnlich, der Unterschied war nicht signifikant [14].

In einer multizentrischen randomisierten doppelblinden kontrollierten Studie wurde Indomethacin (50 mg 3-mal täglich, n = 86) mit dem selektiven COX2-Inhibitor-Etoricoxib (120 mg/d, n = 103) in der Behandlung des akuten Gichtanfalls verglichen. Die Behandlungsdauer betrug acht Tage. Sowohl Indomethacin als auch Etoricoxib sorgten für eine rasche, deutliche Schmerzlinderung (vier Stunden nach Behandlungsbeginn bei Etoricoxib durchschnittlich –1,04 Punkte auf der Likert-Skala von 0–4 bzw. –0,84 Punkte bei Indomethacin). In der Etoricoxib-Gruppe traten Nebenwirkungen seltener auf als in der Indomethacin-Gruppe (43,7 % vs. 57,0 %), die Rate an medikamentenassoziierten Nebenwirkungen war unter Indomethacin signifikant höher (37,2 %) als unter Etoricoxib (16,5 %, $p < 0,05$) [13].

In einer weiteren multizentrischen randomisierten doppelblinden kontrollierten Studie wurde Indomethacin (75 mg 2-mal täglich, n = 89) mit Etoricoxib (120 mg/d, n = 89) in der Behandlung des akuten Gichtanfalls verglichen. Nach fünf Tagen Behandlungsdauer zeigten sich in den primären und sekundären Endpunkten (Schmerzskala von 0–4 bzw. Druckschmerzhaftigkeit und Schwellung) vergleichbare Ergebnisse. Patienten, die mit Indomethacin behandelt wurden, wiesen eine nicht signifikante erhöhte Anzahl an unerwünschten Nebenwirkungen im Vergleich zu Etoricoxib auf (n = 34/n = 31) [15]. Rubin et al. konnten im Gegensatz zu Li et al. eine statistisch signifikante Differenz bezüglich der Nebenwirkungsrate zwischen Etoricoxib und Indomethacin zeigen. Der Unterschied zwischen den zwei Studien kann auf die verschieden lange Behandlungsdauer zurückgeführt werden (acht bzw. fünf Tage) [15].

Des Weiteren wurde Indomethacin (50 mg 3-mal täglich, n = 78) in einer achttägigen multizentrischen randomisierten doppelblinden kontrollierten Studie mit Celecoxib in der Behandlung des akuten Gichtanfalls verglichen. Indomethacin wurde dabei mit folgenden Celecoxibdosen verglichen:

1. 50 mg 2-mal täglich (n = 77),
2. 400 + 200 mg am ersten Tag, gefolgt von 200 mg 2-mal täglich sieben Tage (n = 77),
3. 800 + 400 mg am ersten Tag, gefolgt von 400 mg 2-mal täglich sieben Tage (n = 82).

Vor Behandlungsbeginn und vor der morgendlichen Gabe am dritten Tag wurde die Schmerzstärke auf einer Skala von 0–4 bestimmt: Celecoxib in hoher Dosis (800/400 mg 2-mal täglich) führte zu signifikant stärkerer Schmerzreduktion als niedrigdosiertes Celecoxib (50 mg 2-mal täglich, p = 0,0014). Celecoxib (800/400 mg 2-mal täglich) war nicht effektiver als Indomethacin; zwischen mittlerer (400/200 mg 2-mal täglich) und niedriger Celecoxibdosis (50 mg 2-mal täglich) konnten keine signifikanten Unterschiede festgestellt werden. In den drei Celecoxibgruppen zusammen wurden prozentual weniger unerwünschte Nebenwirkungen im Vergleich mit Indomethacin beobachtet (29,5 % vs. 43,1 %; p = 0,0116) [16].

Salizylate (z. B. Aspirin) können zur Harnsäureretention führen und werden deshalb nicht zur Therapie der akuten Gicht eingesetzt. Im Rahmen der Prävention kardiovaskulärer Erkrankungen (< 500 mg/d) ist der harnsäureretinierende Effekt niedrig; präventiv eingesetztes Aspirin kann in den meisten Fällen auch während eines Gichtanfalls weiter verabreicht werden [17].

Einschränkungen in der Behandlung mit nichtselektiven NSAR ergeben sich vor allem durch unerwünschte gastrointestinale Nebenwirkungen. Protektiv ist der Einsatz von Protonenpumpeninhibitoren oder selektiven COX-Hemmern: Eine prospektive offene randomisierte kontrollierte Studie (n = 224, Patienten mit endoskopisch diagnostizierten gastroduodenalen Ulzera) zeigte, dass Celecoxib (200 mg/d, n = 120) die Rekurrenz der Ulzera (primärer Endpunkt) gleich gut wie die Kombination vonNaproxen (250 mg 3-mal täglich) und Lansoprazol (30 mg/d) verhindern konnte [18].

Sowohl Coxibe als auch nichtselektive NSAR können bei Gerinnungs- und Nierenfunktionsstörungen sowie bei Überempfindlichkeit kontraindiziert sein [19].

Die Anzahl an verfügbaren NSAR ist groß; für die Therapie des akuten Gichtanfalls können sich Etoricoxib und Celecoxib mit einem günstigeren Nebenwirkungsprofil von den traditionell häufiger verwendeten unselektiven NSAR wie Indomethacin im Rahmen einer zeitlich limitierten Behandlung abheben.

6.3 Glukokortikoide

Bei Komorbiditäten sowie Kontraindikationen gegen NSAR und Colchicin können Glukokortikoide in allen Applikationsformen (oral, p. o.; intramuskulär, i. m.; intravenös, i. v. oder intraartikulär, i. a.) in der Behandlung des akuten Gichtanfalls das

Mittel der Wahl sein [3]. Glukokortikoide wirken durch eine Hemmung der Zytokinsynthese über steroidale, intrazelluläre Rezeptoren antiinflammatorisch [20].

Es existieren keine randomisierten kontrollierten Studien, in denen Glukokortikoide mit Colchicin in der Behandlung des akuten Gichtanfalls verglichen werden [8]. Die „Colchicine Or Naproxen Treatment for Acute gouT" (CONTACT)-Studie (Keele University) ist die erste multizentrische offene kontrollierte Studie, die ein Glukokortikoid (Naproxen, initial 750 mg, dann alle acht Stunden 250 mg bis zu sieben Tage lang) mit Colchicin (500 mcg alle acht Stunden über vier Tage) in der Behandlung des akuten Gichtanfalls vergleichen wird. Noch sind keine Testergebnisse verfügbar.

Ein weiteres nichtselektives NSAR ist Naproxen, welches alternativ eingesetzt werden kann. In einer fünftägigen randomisierten doppelblinden kontrollierten Studie ergaben sich im Vergleich zwischen Naproxen (500 mg 2-mal täglich; n = 60) und Prednisolon (35 mg/d; n = 60) 90 Stunden nach Therapiebeginn – wie in Kapitel 3.1.1. bereits ausgeführt – keine signifikanten Unterschiede bezüglich Effizienz und Nebenwirkungsrate [21].

In einem systematischen Review von 2014 wurden vier Studien identifiziert, die intramuskulär appliziertes Triamcicolonazetonid mit NSAR, ACTH oder IL-1β-Antikörper in der Behandlung des akuten Gichtanfalls verglichen [5]. Zwei der eingeschlossenen kontrollierten Studien haben keine statistischen Methoden benutzt, um die Unterschiede zwischen den Studienmedikamenten darzustellen [22, 23]. Darüber hinaus ist die methodische Qualität der beiden Studien gering (Score von C gemäß dem Cochrane Handbook for Systematic Reviews of Interventions). Die Studien sind heterogen (verschiedene Vergleichsmedikamente) und haben eine geringe Teilnehmerzahl (n = 27–31) [24]. In beiden Studien erwies sich Triamcicolonazetonid (60 mg i. m.) in der Behandlung des akuten Gichtanfalls als wirksam und sicher. Die anderen zwei Studien verglichen intramuskulär appliziertes Triamcicolonazetonid mit Canakinumab in der Behandlung des akuten Gichtanfalls. Sie werden im Kapitel „Interleukin-1β-Antikörper" abgehandelt.

Intraartikulär applizierte Glukokortikoide in der Behandlung des akuten Gichtanfalls wurden in einem Cochrane-Review von 2013 untersucht. Es wurden keine kontrollierten Studien gefunden, die Glukokortikoide (i. a.) mit Placebo oder anderen Pharmaka in der Behandlung des akuten Gichtanfalls vergleichen [25].

Eine offene einarmige Studie mit 19 Patienten konnte die Effizienz von Glukokortikoiden (i. a.) in der Behandlung des akuten Gichtanfalls belegen: 48 Stunden nach Injektion von Triamcicolonazetonid (10 mg i. a.) wurde bei allen Patienten eine komplette Symptomremission erreicht [26]. In einer weiteren einarmigen Studie konnte bei zehn Patienten ebenfalls eine komplette Symptomremission nach Injektion von Triamcicolonazetonid(10 mg i. a.) erzielt werden [27].

Die klassischen Nebenwirkungen von Glukokortikoiden – z. B. erhöhte Infektanfälligkeit, Osteoporose, hypertone Krisen, Nebennierenrindeninsuffizienz, Dyslipidämie – werden hauptsächlich bei Langzeitbehandlung beobachtet. Bei kurzer Applikationsdauer fallen die Nebenwirkungen meist mild aus [28].

Bei bestehenden Kontraindikationen für Colchicin, NSAR und orale Glukokortikoide sowie bei schwerem Befallsmuster hat die intraartikuläre Applikation von Glukokortikoiden in der Behandlung des akuten Gichtanfalls einen hohen Stellenwert. Die Punktion bringt erfahrungsgemäß rasche Schmerzlinderung und ist bei guter Verträglichkeit sowie bei geringen Nebenwirkungen gleichzeitig von diagnostischem Wert [29].

Zu Kontraindikationen der intraartikulären Applikation von Glukokortikoiden zählt unter anderem eine septische Verlaufsform der Arthritis, eine Infektion muss vor der intraartikulären Applikation sicher ausgeschlossen worden sein [30].

6.4 Colchicin

Ein akuter Gichtanfall wird durch die Reaktion des angeborenen Immunsystems auf die Ablagerung von Monosodiumuratkristallen in der Synovialis ausgelöst [31], siehe Abb. 6.2. Dafür ist die chronische Hyperurikämie eine Voraussetzung, jedoch führt chronische Hyperurikämie nicht zwangsläufig zu Gicht [30]. Der pH-Wert und die Temperatur modifizieren die Löslichkeit von Monosodiumurat [31]. Gichtattacken treten deswegen häufig nachts an den Extremitäten auf (geringe Temperatur) und werden durch inflammationsbedingte Wärme limitiert [33].

Über eine Signalkaskade wird der nukleäre Faktor kappa B (NF-κB) aktiviert, der die Transkription von proinflammatorischen Zytokinen anregt, darunter das noch nicht wirksame Pro-Interleukin-1β (pro-IL-1β). Durch die Phagozytose von Monosodiumuratkristallen wird ein zytosolischer Proteinkomplex, das NLRP3-Inflammasom, aktiviert. Das Inflammasom kann pro-IL-1 β zu biologisch aktivem IL-1β umsetzen [34]. IL-1β induziert die Bildung anderer Zytokine und ist für den gichttypischen inflammationsfördernden Influx neutrophiler Granulozyten in die Synovia verantwortlich [31].

Colchicin, ein pflanzliches Extrakt aus der Herbstzeitlosen (Colchicum autumnale), wirkt multimodal: Es kann bereits in nanomolarer Konzentration Adhäsionsproteine der Endothelzellen und Neutrophilen modulieren, was sich negativ auf die Chemotaxis auswirkt. Der primäre Wirkmechanismus beruht auf der Polymerisierungshemmung von Microtubuli in neutrophilen Granulozyten. Das verhindert die Prozessierung von pro-IL-1β zu aktivem IL-1β durch das NLRP3-Inflammasom; auch die Apoptose von Granulozyten kann eingeleitet werden [34, 35].

In einer multizentrischen doppelblinden placebokontrollierten randomisierten Studie (AGREE/Acute Gout Flare Receiving Colchicine Evaluation) wurde die Applikation niedriger Colchicindosen (1,8 mg p. o. in einer Stunde, n = 74) mit hohen Dosen (4,8 mg in sechs Stunden, n = 52) und Placebo (n = 59) in der Behandlung des akuten Gichtanfalls verglichen. Primärer Endpunkt war die Schmerzreduktion > 50 % 24 Stunden nach Einnahme. Beide Colchicindosen waren signifikant effektiver als Placebo: 32,7 % (hohe Colchicindosis, p = 0,034) bzw. 37,8 % (niedrige Colchicindosis, p = 0,005) der Patienten konnten den primären Endpunkt im Vergleich zum Placebo

(15,5 %) erreichen. Unter hoher Colchicindosis entwickelten 76,9 % der Patienten Diarrhö, jedoch nur 23 % bei niedriger Dosis und 13,6 % bei Placebo. Übelkeit, die zweithäufigste Nebenwirkung, trat bei 17,3 % der Patienten mit hoher Dosis, 4,1 % bei niedriger Dosis und 5,1 % bei Placebo auf [34]. Eine hohe Colchicindosis führt in dieser Studie zu keiner zusätzlichen klinischen Verbesserung, aber zu einer erhöhten Nebenwirkungsrate.

Im Cochrane-Review von 2014 konnten zwei andere randomisierte kontrollierte Studien identifiziert werden, welche Colchicin mit anderen Pharmaka in der Behandlung des akuten Gichtanfalls verglichen. Aus diesen zwei Studien gehen im Vergleich zur AGREE-Studie kaum neue Informationen in Bezug auf die Behandlung des akuten Gichtanfalls mit Colchicin hervor [36, 37].

Neben Übelkeit und Erbrechen ist Diarrhö die häufigste Nebenwirkung von Colchicin. In der AGREE-Studie trat Diarrhö auch bei niedriger Dosis bei 23 % aller Patienten auf [38]. Aufgrund der häufig auftretenden dosisabhängigen Nebenwirkungen ist Colchicin insbesondere bei älteren multimorbiden Patienten oft limitiert. Da Colchicin CYP3A4- und P-glycoprotein(P-gp)- abhängig hepatisch verstoffwechselt werden, werden bei gleichzeitiger Anwendung von CYP3A4-Inhibitoren (z. B. Clarithromycin) und P-pg-Inhibitoren (z. B. Ciclosporin) toxische, zum Teil lebensbedrohliche Blutspiegel erreicht. Bei Nieren- und Leberinsuffizienz sollte Colchicin, das zu 10–20 % renal eliminiert wird, nur nach Dosisanpassung appliziert werden [35].

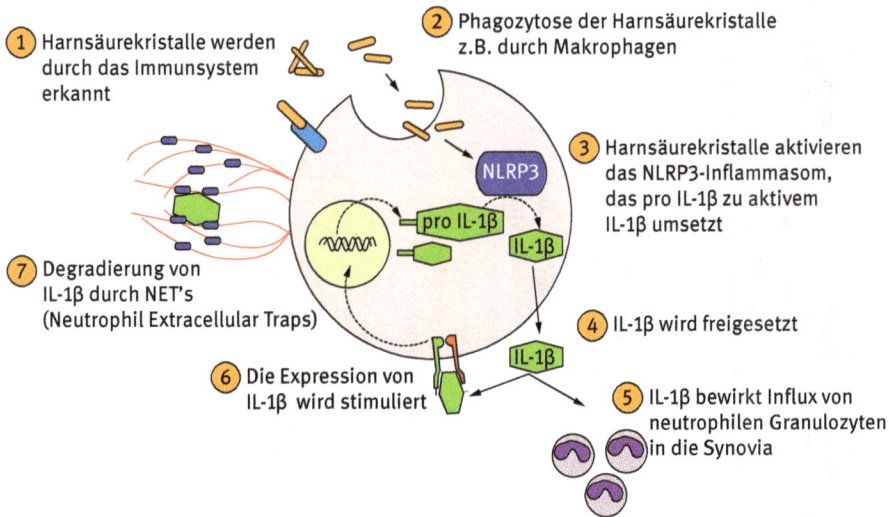

Abb. 6.2: Die Ablagerung von Monosodiumuratkristallen (MSU) in den Gelenken triggert die IL-1β-Sekretion und den autoinflammatorischen Prozess; modifiziert nach [48].

Tab. 6.1: Übersicht der empfohlenen Medikamente in der Therapie des akuten Gichtanfalls.

	Wirkmechanismus	Verabreichung	Dosierung	Wichtige Nebenwirkungen	Anmerkung
Colchicin	Hemmung des **NALP3-Inflammasoms**, damit Blockierung der Caspase-1-Aktivierung und gestörte IL-1ß-Prozessierung – Herunterregulierung von TNF-alpha-Rezeptoren – verminderte neutrophile Aktivierung (Hemmung L-Selektin Expression) – verminderte Rekrutierung und Zelladhäsion von Leukozyten in Gelenke (Veränderung des Verteilungsmusters von E-Selektin auf stimulierten Endothelzellen) – Hemmung	oral (i. v. aufgrund ernster Nebenwirkungen obsolet)	variable Schemata, z. B.: – 1 mg, dann 0,5 mg alle 2 h bis Wirksamkeit oder Toxizität oder – 500 µg 2–3×/Tag (bei Komorbidität 1×/Tag)	in ca. 80 %: – häufig: Übelkeit, Bauchschmerzen, Erbrechen, schwere Durchfälle – gelegentlich: Störung der Blutbildung, Myoneuropathie, Juckreiz – selten: Agranulozytose, aplastische Anämie, Alopezie	– Innerhalb der ersten 12 h – >36 h nach Anfallbeginn nicht empfohlen
NSAID					
Indomethacin Naproxen Ibuprofen Diclofenac	Prostaglandin-Synthese-Hemmer (nichtselektiver COX-Inhibitor)	oral	z. B.: – 3 × 25–50 mg/d – 2 × 500 mg/d – 3 × 800 mg/d – 3 × 50 mg/d	– gastrointestinale Ulzera/ Blutungen – Nephrotoxizität – Hyperkaliämie – Leberschädigung mit Transaminasenerhöhung	frühzeitiger Beginn mit ausreichend hoher Dosierung („Maximaldosis") entscheidend in Kombination mit PPI, z. B. Pantoprazol
Selektive COX-2-Antagonisten (z. B. Celecoxib, Etoricoxib)	Hemmung COX-2		bis max. 800 mg/d bis max. 120 mg/d	erhöhtes kardiovaskuläres Risiko, Hypertonie, Nephrotoxizität	

Glukokortikoide	anti-inflammatorisch und immunsuppressiv durch Hemmung proinflammatorischer Zytokine (IL-6, TNF-alpha) und Transaktivierung anti-entzündlicher Faktoren			
Prednisolon	oral oder i. v. (i. m./s. c.)	– 30–40 mg für 2–4 Tage + „anschliessendes Ausschleichen" *oder* – 30 mg für 5 Tage	Verschlechterung eines Diabetes mellitus Typ II, Hypertonie, Hypokaliämie, Infektanfälligkeit	– Gefahr der „rebound flairs" nach Absetzen – dosisabhängig von Gelenkgröße und Anfallsintensität – unbedingt vorheriger Ausschluss einer Infektion
Triamcinolonacetonid Methylprednisolon	intraartikulär	20–80 mg intraartikulär, Einmalgabe		
IL-1-Inhibitoren	Hemmung IL-1 als zentrale Cytokine in der Inflammasom-Pathogenese			
Canakimumab Anakinra Rilonacept	s. c./i. m. s. c. s. c.	monoklonaler IL-1β-Antikörper IL-1-Rezeptor-Antagonist neutralisierender IL-1-Fusionsantikörper	Während eines Anfalls 150 mg s.c. als Einzeldosis. Der zeitliche Abstand bis zur erneuten Verabreichung sollte mindestens 12 Wochen betragen.	Canakimumab zugelassen für Patienten mit rezidivierenden Gichtanfällen (> 3/Jahr), wenn KI oder Nichtwirksamkeit von NSAIDs, Colchicine o. GC

6.5 Interleukin-1β-Antikörper

Kontraindikationen, Unverträglichkeit sowie eingeschränkte Wirksamkeit von NSAR, Glukokortikoiden und Colchicin können die Behandlungsmöglichkeiten im akuten Gichtanfall stark einschränken. Bei Patienten mit Gicht häufig zu beobachtende Komorbiditäten – allen voran Hypertonus (in einer retrospektiven Studie bei 57,9 % aller Patienten mit Gicht vorhanden), Fettstoffwechselstörungen (45,3 %), Diabetes mellitus Typ 2 (19,9 %) und koronare Herzerkrankung (15,5 %) – sind weitere limitierende Faktoren in der Behandlung des akuten Gichtanfalls [39].

Das Interleukin 1β nimmt – wie bereits beschrieben – eine Schlüsselrolle in der Pathogenese des akuten Gichtanfalls ein. Der monoklonale humane Anti-IL-1β-Antikörper Canakinumab besitzt eine Halbwertszeit von 3–4 Wochen und eine Bioverfügbarkeit von 70 % nach subkutaner Injektion [40].

Der monoklonale, humane IL-1β-Antikörper Canakinumab wurde in zwei parallelen, 12-wöchigen randomisierten multizentrischen doppelblinden kontrollierten Studien (mit 12-wöchiger Extension) mit Triamcicolonazetonid verglichen. Primäres Endpunkt war die Schmerzreduktion zwischen Baseline und 72 Stunden nach Injektion von 150 mg Canakinumab s. c. (n = 230) oder 40 mg Triamcicolonazetonid i. m. (n = 226). Die Schmerzintensität konnte nach 72 Stunden durch Canakinumab stärker gelindert werden als durch Triamcicolonazetonid (durchschnittlich 10,7 mm Unterschied auf der visuellen Analogskala, p < 0,0001). Die Druckschmerzhaftigkeit und Schwellung der Gelenke wurden bei Canakinumab ebenfalls signifikant seltener beobachtet (p < 0,01). Erneute Gichtanfälle traten bei Canakinumab über einen Zeitraum von 24 Wochen seltener auf (im Vergleich mit Triamcicolonazetonid um 62 %).

Einzig im Nebenwirkungsprofil war Canakinumab Triamcicolonazetonid deutlich unterlegen: Über einen Zeitraum von 24 Wochen traten bei 66,2 % (Canakinumab) Nebenwirkungen auf, bei Triamcicolonazetonid nur bei 52,8 %. Die Raten an schwerwiegenden Nebenwirkungen waren bei Canakinumab ebenfalls erhöht (8,0 % bei Canakinumab bzw. 3,5 % bei Triamcicolonazetonid). Nebenwirkungen, die häufiger auftraten, waren Infektionen, Neutro- und Thrombozytopenie [41].

Eine achtwöchige randomisierte, kontrollierte Studie kam zu ähnlichen Ergebnissen, in welcher Canakinumab in verschiedenen Dosen (10, 25, 50, 90 oder 150 mg s. c., n = 143) mit Triamcicolonazetonid (40 mg i. m., n = 57) in der Behandlung des akuten Gichtanfalls verglichen wurde. Beide Pharmaka führten zu einer gleich hohen Verbesserung der „Health-Related Quality of Life" (gemessen mit SF-36), Canakinumab bewirkte eine schnellere Verbesserung als Triamcicolonazetonid. Ab sechs Stunden nach Injektion war bei allen Patientengruppen eine Schmerzreduktion feststellbar [42].

Canakinumab wurde in einer doppelblinden randomisierten Studie mit Colchicin (0,5 mg/d über 16 Wochen, n = 108) in der Behandlung des akuten Gichtanfalls verglichen. Canakinumab (n = 324) wurde entweder als Einzeldosis (25, 50, 100, 200, 300 mg s. c.) oder viermal alle vier Wochen (50 + 50 + 50 + 25 mg s. c.) verabreicht.

Die Canakinumabdosis, deren Effizienz vergleichbar mit Colchicin (0,5 mg/d über 16 Wochen) ist, konnte nicht ermittelt werden, da die getesteten Canakinumabdosen zu hoch waren. Ab einer Einzeldosis von > 50 mg oder im vierwöchigen Dosisschema war Canakinumab stärker prophylaktisch wirksam als Colchicin. Nebenwirkungen traten bei der Colchicingruppe in 53,7 %, bei den sechs Canakinumabgruppen zwischen 51,9 % und 58,5 % auf. Die Nebenwirkungsrate erwies sich als unabhängig von der applizierten Dosis [43].

Ein weiterer IL-1 Antagonist, Rilonacept, ist bei Patienten mit Gicht in mehreren Studien erfolgreich getestet worden [44–47].

In diesem Zusammenhang sei auf die neue S2e-Leitlinie „Gichtarthritis" verwiesen, die dazu beitragen soll, die Versorgung von Patienten mit Gicht in der fachärztlichen Versorgung zu verbessern [49].

Literatur

[1] Tuhina N. Gout. N Engl J Med. 2011; 364(5), 443–452.
[2] Schlesinger N, Norquist JM, Watson DJ. Serum urate during acute gout. J Rheumatol. 2009; 36(6), 1287–1289.
[3] Khanna D, Khanna PP, Fitzgerald JD, Singh MK, Bae S, Neogi T et al. 2012 American College of Rheumatology guidelines for management of gout. Part 2: therapy and antiinflammatory prophylaxis of acute gouty arthritis. Arthritis Care Res (Hoboken). 2012; 64(10), 1447–1461.
[4] Sriranganathan MK, Vinik O, Falzon L, Bombardier C, van der Heijde DM, Edwards CJ. Interventions for tophi in gout: a Cochrane systematic literature review. J Rheumatol Suppl. 2014; 92, 63–69.
[5] Khanna PP, Gladue HS, Singh MK, FitzGerald JD, Bae S, Prakash S et al. Treatment of acute gout: a systematic review. Semin Arthritis Rheum. 2014; 44(1), 31–38.
[6] Reardon JA, Stockman A, Darlington LG, Scott JT. Double-blind trial of feprazone and phenylbutazone in acute gout. Curr Med Res Opin. 1980; 6(7), 445–448.
[7] van Durme, CM et al. Non-steroidal anti-inflammatory drugs for acute gout. Cochrane Database Syst Rev, 2014. 9, p. CD010120.
[8] van Echteld I, Wechalekar MD, Schlesinger N, Buchbinder R, Aletaha D. Colchicine for acute gout. Cochrane Database Syst Rev. 2014; 8, CD006190.
[9] Rees F, Hui M, Doherty M. Optimizing current treatment of gout, Nature Reviews Rheumatology, 2014; 10, 271–283.
[10] Altman RD, Honig S, Levin JM, Lightfoot RW. Ketoprofen versus indomethacin in patients with acute gouty arthritis: a multicenter, double blind comparative study. J Rheumatol. 1988; 15(9), 1422–1426.
[11] Butler RC, Goddard DH, Higgens CS, Hollingworth P, Pease CT, Stodell MA et al. Double-blind trial of flurbiprofen and phenylbutazone in acute gouty arthritis. Br J Clin Pharmacol. 1985; 20(5), 511–513.
[12] Maccagno A, Di Giorgio E, Romanowicz A. Effectiveness of etodolac (‚Lodine') compared with naproxen in patients with acute gout. Curr Med Res Opin. 1991; 12(7), 423–429.
[13] Rubin BR, Burton R, Navarra S, Antigua J, Londono J, Pryhuber KG et al. Efficacy and safety profile of treatment with etoricoxib 120 mg once daily compared with indomethacin 50 mg three times daily in acute gout: a randomized controlled trial. Arthritis Rheum. 2004; 50(2), 598–606.

[14] Janssens HJEM, Janssen M, van de Lisdonk EH, van Riel PLCM, van Weel C. Use of oral prednisolone or naproxen for the treatment of gout arthritis: a double-blind, randomised equivalence trial. The Lancet. 2008; 371(9627), 1854–1860.

[15] Li T, Chen SL, Dai Q, Han XH, Li ZG, Wu DH et al. Etoricoxib versus indometacin in the treatment of Chinese patients with acute gouty arthritis: a randomized double-blind trial. Chin Med J (Engl). 2013; 126(10), 1867–1871.

[16] Schumacher HR, Berger MF, Li-Yu J, Perez-Ruiz F, Burgos-Vargas R, Li C. Efficacy and tolerability of celecoxib in the treatment of acute gouty arthritis: a randomized controlled trial. J Rheumatol. 2012; 39(9), 1859–1866.

[17] Caspi D, Lubart E, Graff E, Habot B, Yaron M, Segal R. The effect of mini-dose aspirin on renal function and uric acid handling in elderly patients. Arthritis Rheum. 2000; 43(1), 103–108.

[18] Lai KC, Chu KM, Hui WM, Wong BC, Hu WH, Wong WM et al. Celecoxib compared with lansoprazole and naproxen to prevent gastrointestinal ulcer complications. Am J Med. 2005; 118(11), 1271–1278.

[19] Vonkeman HE, van de Laar MA. Nonsteroidal anti-inflammatory drugs: adverse effects and their prevention. Semin Arthritis Rheum. 2010; 39(4), 294–312.

[20] Coutinho AE, Chapman KE. The anti-inflammatory and immunosuppressive effects of glucocorticoids, recent developments and mechanistic insights. Molecular and Cellular Endocrinology. 2011; 335(1), 2–13.

[21] Janssens HJ, Janssen M, van de Lisdonk EH, van Riel PL, van Weel C. Use of oral prednisolone or naproxen for the treatment of gout arthritis: a double-blind, randomised equivalence trial. Lancet. 2008; 371(9627), 1854–1860.

[22] Alloway JA, Moriarty MJ, Hoogland YT, Nashel DJ. Comparison of triamcinolone acetonide with indomethacin in the treatment of acute gouty arthritis. J Rheumatol. 1993; 20(1), 111–113.

[23] Siegel LB, Alloway JA, Nashel DJ. Comparison of adrenocorticotropic hormone and triamcinolone acetonide in the treatment of acute gouty arthritis. J Rheumatol. 1994; 21(7), 1325–1327.

[24] Janssens HJ, Lucassen PL, Van de Laar FA, Janssen M, Van de Lisdonk EH. Systemic corticosteroids for acute gout. Cochrane Database Syst Rev. 2008(2), CD005521.

[25] Wechalekar MD, Vinik O, Schlesinger N, Buchbinder R. Intra-articular glucocorticoids for acute gout. Cochrane Database Syst Rev. 2013; 4, CD009920.

[26] Fernandez C, Noguera R, Gonzalez JA, Pascual E. Treatment of acute attacks of gout with a small dose of intraarticular triamcinolone acetonide. J Rheumatol. 1999; 26(10), 2285–2286.

[27] Komatsu T. [Treatment of acute gouty attack with local infiltration of Kenacort-A and the study of gout and hyperuricemia at the Tanabe National Hospital during 1967]. Iryo. 1969; 23(1), 54–61.

[28] Buchman AL. Side effects of corticosteroid therapy. J Clin Gastroenterol. 2001; 33(4), 289–294.

[29] Godwin M, Dawes M. Intra-articular steroid injections for painful knees. Systematic review with meta-analysis. Can Fam Physician. 2004; 50, 241–248.

[30] Lockman LE. Knee joint injections and aspirations: The triangle technique. Canadian Family Physician. 2006; 52(11), 1403–1404.

[31] Gonzalez EB. An update on the pathology and clinical management of gouty arthritis. Clinical Rheumatology. 2012; 31(1), 13–21.

[32] Grassi D, Ferri L, Desideri G, Giosia PD, Cheli P, Pinto RD et al. Chronic Hyperuricemia, Uric Acid Deposit and Cardiovascular Risk. Current Pharmaceutical Design. 2013; 19(13), 2432–2438.

[33] Scott JT. New knowledge of the pathogenesis of gout. Journal of Clinical Pathology Supplement (Royal College of Pathologists). 1978; 12, 205–213.

[34] Dalbeth N, Lauterio TJ, Wolfe HR. Mechanism of action of colchicine in the treatment of gout. Clin Ther. 2014; 36(10), 1465–1479.

[35] Leung YY, Yao Hui LL, Kraus VB. Colchicine-Update on mechanisms of action and therapeutic uses. Semin Arthritis Rheum. 2015.

[36] Schlesinger N, Detry MA, Holland BK, Baker DG, Beutler AM, Rull M et al. Local ice therapy during bouts of acute gouty arthritis. The Journal of Rheumatology. 2002; 29(2), 331–334.

[37] Ahern MJ, Reid C, Gordon TP, McCredie M, Brooks PM, Jones M. Does colchicine work? The results of the first controlled study in acute gout. Aust N Z J Med. 1987; 17(3), 301–304.

[38] Terkeltaub RA, Furst DE, Bennett K, Kook KA, Crockett RS, Davis MW. High versus low dosing of oral colchicine for early acute gout flare: Twenty-four-hour outcome of the first multicenter, randomized, double-blind, placebo-controlled, parallel-group, dose-comparison colchicine study. Arthritis Rheum. 2010; 62(4),1060–1068.

[39] Riedel AA, Nelson M, Wallace K, Joseph-Ridge N, Cleary M, Fam AG. Prevalence of comorbid conditions and prescription medication use among patients with gout and hyperuricemia in a managed care setting. J Clin Rheumatol. 2004; 10(6), 308–314.

[40] Chakraborty A, Tannenbaum S, Rordorf C, Lowe PJ, Floch D, Gram H et al. Pharmacokinetic and pharmacodynamic properties of canakinumab, a human anti-interleukin-1beta monoclonal antibody. Clin Pharmacokinet. 2012; 51(6), e1–18.

[41] Schlesinger N, Alten RE, Bardin T, Schumacher HR, Bloch M, Gimona A et al. Canakinumab for acute gouty arthritis in patients with limited treatment options: results from two randomised, multicentre, active-controlled, double-blind trials and their initial extensions. Annals of the Rheumatic Diseases. 2012.

[42] Schlesinger N, De Meulemeester M, Pikhlak A, Yücel AE, Richard D, Murphy V et al. Canakinumab relieves symptoms of acute flares and improves health-related quality of life in patients with difficult-to-treat Gouty Arthritis by suppressing inflammation: results of a randomized, dose-ranging study. Arthritis Research & Therapy. 2011; 13(2), R53-R.

[43] Schlesinger N, Mysler E, Lin H-Y, De Meulemeester M, Rovensky J, Arulmani U et al. Canakinumab reduces the risk of acute gouty arthritis flares during initiation of allopurinol treatment: results of a double-blind, randomised study. Annals of the Rheumatic Diseases. 2011; 70(7), 1264–1271.

[44] Terkeltaub RA, Schumacher HR, Carter JD, Baraf HSB, Evans RR, Wang J et al. Rilonacept in the treatment of acute gouty arthritis: a randomized, controlled clinical trial using indomethacin as the active comparator. Arthritis Research & Therapy. 2013; 15(1), R25-R.

[45] Mitha, E. et al. Rilonacept for gout flare prevention during initiation of uric acid-lowering therapy: results from the PRESURGE-2 international, phase 3, randomized, placebo-controlled trial.Rheumatology (Oxford), 2013. 52(7), 1285–1292.

[46] Schumacher, HR, Jr. et al. Rilonacept (interleukin-1 trap) in the prevention of acute gout flares during initiation of urate-lowering therapy: results of a phase II randomized, double-blind, placebo-controlled trial.Arthritis Rheum, 2012. 64(3), 876–884.

[47] Schumacher, HR, Jr. et al. Rilonacept (interleukin-1 trap) for prevention of gout flares during initiation of uric acid-lowering therapy: results from a phase III randomized, double-blind, placebo-controlled, confirmatory efficacy study.Arthritis Care Res (Hoboken), 2012. 64(10), 1462–1470.

[48] So A. Developments in the scientific and clinical understanding of gout. Arthritis Res Ther. 2008; 10(5):221.

[49] Evidenzbasierte Leitlinie der Deutschen Gesellschaft für Rheumatologie (DGRh), Langfassung zur S2e-Leitlinie Gichtarthritis (fachärztlich), AWMF-Leitlinien-Register-Nummer: 060/005, Entwicklungsstufe: S2e, Zeitschrift für Rheumatologie; Download unter: http://dgrh.de/fileadmin/media/Praxis___Klinik/Leitlinien/Gicht_LL.pdf.

Monika A. Reuss-Borst

7 Medikamentöse Harnsäuresenkung

7.1 Medikamentöse Therapie der Hyperurikämie

Die medikamentöse Senkung der Harnsäure stellt den kausalen Therapieansatz der Gicht (syn. symptomatische Hyperurikämie) dar. Therapieziel ist die Remission der Erkrankung und somit letztlich Heilung. Wird die Harnsäure effektiv gesenkt, so werden weitere Gichtanfälle und der Übergang in eine chronisch-progredient verlaufende Gichtarthritis verhindert.

Liegen bereits Harnsäure-Ablagerungen (sog. Tophi) im Gewebe vor, so können diese durch eine konsequente harnsäuresenkende Therapie aufgelöst werden. Auch kardiovaskuläre Ko-Morbiditäten und eine Nierenfunktionseinschränkung können durch medikamentöse Senkung der Harnsäure langfristig günstig beeinflusst werden (vgl. auch Kap. 10, 11).

Harnsäuresenkende Medikamente kommen immer dann zum Einsatz, wenn der Harnsäurespiegel durch lebensstilmodifizierende Maßnahmen (vgl. Kap. 9) bei Vorliegen einer leitliniengestützten Indikation nicht ausreichend gesenkt werden kann.

7.2 Indikation zur medikamentösen Harnsäuresenkung

Eine Indikation zur Einleitung einer medikamentösen Therapie besteht immer dann, wenn mindestens 1–2 Gichtanfälle/Jahr auftreten (Tab. 7.1). Die aktuell überarbeitete, bisher noch nicht in der Langversion publizierte EULAR-Leitlinie empfiehlt, eine harnsäuresenkende Therapie bereits nach dem ersten gesicherten Gichtanfall zu erwägen [1]. So zeigt beispielsweise eine randomisierte doppelt-blinde Phase-II-Studie mit 314 Patienten und früher Gicht (≤ 2 Anfälle, ≤ 1 Anfall in den letzten 12 Monaten), dass im Frühstadium der Gicht eine noch frühzeitigere Einleitung einer harnsäuresenkenden Therapie als in den Leitlinien gefordert durchaus sinnvoll sein könnte [2]. Damit zeichnet sich in den letzten Jahren ein Trend zur früheren und effektiveren Harnsäuresenkung ab.

Kommt es gehäuft zu Gichtanfällen oder liegt bereits eine chronische Gichtarthritis vor, muss in jedem Fall eine konsequente dauerhafte harnsäuresenkende Therapie erfolgen. Bestehen bereits strukturelle Schäden an den Gelenken, sind diese jedoch meist nicht mehr reversibel. Dies unterstreicht die Bedeutung einer konsequenten und frühen Therapie, noch bevor es zu einer irreversiblen Gelenkschädigung gekommen ist.

Harnsäure-Ablagerungen im Gewebe in Form von klinisch nachgewiesenen oder sonographisch bzw. mittels Dual-Energy-Computertomographie (DECT) diagnostizierten Tophi sowie eine Nierensteinanamnese sollten ebenfalls zur Einleitung einer

Tab. 7.1: Indikation zur medikamentösen Harnsäuresenkung (ACR-Empfehlungen 2012) [3]*.

Indikation
− Rezidivierende Gichtattacken: 1 bis 2 Gichtanfälle im Jahr,
− Chronische Gichtarthritis,
− Tophi,
− Nierenstein-Anamnese,
− Niereninsuffizienz: ab Stadium 2 (GFR 60−89) bei früheren Gichtanfällen und Hyperurikämie.

* Nun liegt auch eine deutsche S2e-Leitlinie zur Gichtarthritis vor (http://dgrh.de/fileadmin/media/ Praxis___Klinik/Leitlinien/Gicht_LL.pdf). Sie empfiehlt bei gesicherter Gicht die Einleitung einer harnsäure senkenden Therapie unter anti-inflammatorischen Schutz.

harnsäuresenkenden Therapie führen. In den aktuellen amerikanischen Leitlinien des American College of Rheumatology (ACR) wird eine harnsäuresenkende Therapie auch dann empfohlen, wenn anamnestisch Gichtanfälle zu eruieren sind und eine Hyperurikämie bei eingeschränkter Nierenfunktion (ab eGFR < 90 ml/min/1,73 m^2) vorliegt [3]. So weisen neuere Studien darauf hin, dass die Progression einer Nierenfunktionseinschränkung durch Senkung der Harnsäure verzögert werden kann [4].

7.3 Beginn der harnsäuresenkenden Therapie im Anfall

Bis vor wenigen Jahren galt die Empfehlung, erst nach dem vollständigen Abklingen des akuten Gichtanfalls mit der harnsäuresenkenden Therapie zu beginnen, um erneute Gichtanfälle bzw. einen protrahierten Verlauf zu vermeiden.

Im Gegensatz zur bisherigen Praxis konnte eine kontrollierte Studie zeigen, dass der Beginn einer harnsäuresenkenden Therapie auch während eines akuten Anfalles möglich ist [5]. Eine bereits begonnene harnsäuresenkende Therapie sollte wegen eines darunter auftretenden Gichtanfalles nicht unterbrochen werden, da Schwankungen des Serumharnsäurespiegels wiederum weitere Gichtanfälle begünstigen können [6].

7.4 Anfallsprophylaxe

Vor allem bei Beginn einer harnsäuresenkenden Therapie kann es gehäuft zu neuen Anfällen kommen, die eine schlechte Therapie-Adhärenz zur Folge haben können. Daher wird Colchicin in niedriger Dosierung als Anfallsprophylaxe (0,5–1 mg/d) über ca. 3–6 Monate empfohlen [3]. Alternativ können auch NSAR als sog. „Pocket Medikation" zum Einsatz kommen.

Harnsäuresenkende Medikamente können als Urikostatika die Bildung der Harnsäure hemmen oder als sog. Urikosurika die Ausscheidung der Harnsäure über die

Niere fördern. Durch den Einsatz von Urikolytika kann Harnsäure mit Hilfe einer rekombinanten Urikase rasch zum gut wasserlöslichen Allantoin abgebaut werden. Im Folgenden werden die unterschiedlichen Therapiestrategien zur Harnsäuresenkung ausführlicher beschrieben.

7.5 Therapie mit Urikostatika

7.5.1 Allopurinol

Medikamente der ersten Wahl zur Senkung der Harnsäure sind nach den aktuellen Leitlinien-Empfehlungen die Urikostatika Allopurinol und Febuxostat, die beide das Enzym Xanthinoxidase hemmen (Evidenzgrad A) [3]. **Allopurinol**, ein Analogon von Hypoxanthin, interagiert chemisch mit dem Molybdänzentrum der Xanthinoxidase und wird durch die Xanthinoxidase in seinen aktiven Metaboliten Oxypurinol umgewandelt, welches selbst ebenfalls die Xanthinoxidase hemmt. Allopurinol wird rasch zu Oxypurinol metabolisiert (HWZ ca. 1 Stunde), das eine deutlich längere Eliminationshalbwertszeit aufweist (ca. 23 Stunden) [7]. Wird ein Patient längere Zeit mit Allopurinol behandelt, steigt die Plasmakonzentration von Oxypurinol mit der Dosis von Allopurinol an [8]. Oxypurinol wird fast vollständig unverändert über den Urin ausgeschieden, die renale Clearance von Oxypurinol ist daher der limitierende pharmakologische Faktor von Allopurinol.

Bei einer eingeschränkten Nierenfunktion ist die Ausscheidung von Oxypurinol deutlich reduziert [9]. Die Verschlechterung der Nierenfunktion führt zu einer höheren Plasmakonzentration von Oxypurinol und erklärt das gehäufte Auftreten von Nebenwirkungen durch Allopurinol bei eingeschränkter Nierenfunktion.

Allopurinol sollte einschleichend dosiert werden, beginnend mit einer Dosis von 100 mg täglich (Tab. 7.3). Die Dosis sollte nach 3–4 Wochen um 100–200 mg gesteigert und an den Harnsäure-Zielwert angepasst werden. Meist sind täglich 300 mg Allopurinol ausreichend. In der Praxis wird Allopurinol häufig zu niedrig dosiert [10]. Dabei konnte eine kontrollierte Therapiestudie zeigen, dass Allopurinol unter regelmäßigen Laborkontrollen ohne das Auftreten von schwerwiegenden unerwünschten Nebenwirkungen auch bei eingeschränkter Nierenfunktion über die empfohlene Dosis hinaus gegeben werden kann. Mit einer mittleren Tagesdosis von 335,7 mg Allopurinol konnte zudem der Harnsäure-Zielwert erreicht werden. Bei drei von 34 so behandelten Patienten trat allerdings ein Exanthem auf, welches nach Reduktion der Allopurinol-Dosis regredient war [11].

In Europa stellt Allopurinol die häufigste Ursache für das selten auftretende, jedoch lebensbedrohliche Stevens-Johnson-Syndrom (Syn: toxische epidermale Nekrolyse/Lyell-Syndrom) dar. Dieses ist mit ca. 20 % Letalität assoziiert. Der Mechanismus, der dieser Reaktion zugrunde liegt, ist noch nicht vollständig geklärt, wird jedoch zum Teil auf die zellvermittelte Immunität gegenüber Allopurinol und Oxypurinol zurückgeführt. Die durch Allopurinol ausgelöste Überempfindlichkeitsreaktion entwickelt sich meist in den ersten Wochen nach Therapiebeginn, bei hohen Dosierungen von Allopurinol [12], gleichzeitiger Verordnung von Diuretika [13] und erneuter Anwendung des Medikaments nach Hautunverträglichkeit. Da diese Nebenwirkung außerdem besonders häufig bei Patienten mit eingeschränkter Nierenfunktion auftritt (Akkumulation des Metaboliten Oxypurinol), wird eine Dosisreduktion von Allopurinol in Abhängigkeit von der jeweiligen Nierenfunktion nach dem Schema von Hande (Tab. 7.2) empfohlen [9].

Tab. 7.2: Empfohlene Dosisreduktion von Allopurinol bei eingeschränkter Nierenfunktion nach Hande et al. [9].

Kreatinin-Clearance (ml/min)	Dosis
0	100 mg alle 3 Tage
10	100 mg alle 2 Tage
20	100 mg/Tag
40	150 mg/Tag
60	200 mg/Tag
80	250 mg/Tag
100	300 mg/Tag
120	350 mg/Tag
140	400 mg/Tag

Insbesondere für Patienten asiatischer Herkunft (z. B. Thailänder, Han-Chinesen, Koreaner) ist eine häufige Assoziation des HLA-Subtypen HLA-B*5801 mit dem Auftreten schwerer Hautreaktionen (SCAR, Severe Cutaneous Adverse Reactions) beschrieben, welche sich dann auch durch eine schlechtere Prognose auszeichnen [14]. Ob diese Assoziation ebenfalls für Kaukasier von Bedeutung ist, ist noch unklar. Derzeit wird eine routinemäßige HLA-Typisierung vor Therapiebeginn nicht empfohlen.

Die Senkung der Allopurinol-Dosis bei Patienten mit einer eingeschränkten Nierenfunktion wird teilweise kontrovers diskutiert. Manche Autoren empfehlen initial eine Dosis von 1,5 mg Allopurinol pro Einheit der berechneten GFR und anschließend einen langsamen Dosisanstieg bis zum Erreichen des angestrebten Harnsäurewertes [12]. In Deutschland und den meisten europäischen Ländern wird Allopurinol meist nach den Empfehlungen von Hande [9] dosisreduziert, wie auch von der EULAR und der BSR [15] empfohlen.

7.5.2 Febuxostat

Febuxostat ist – im Gegensatz zum Allopurinol – ein starker selektiver Nicht-Purin-Hemmer der Xanthinoxidase, der sterisch das Molybdänzentrum sowohl der reduzierten als auch oxidierten Form des Enzymes blockiert, was seine starke harnsäuresenkende Wirkung erklärt [16]. Nach der oralen Anwendung wird Febuxostat rasch aufgenommen, die maximale Konzentration im Plasma wird innerhalb von einer Stunde erreicht. Es hat eine Halbwertszeit von 5–8 Stunden. Die Ausscheidung erfolgt primär über die Leber. Lediglich 1–6 % der Substanz werden unverändert über die Niere ausgeschieden. Eine Anpassung der Dosis von Febuxostat ist bei Patienten mit einer leichten bis mittelschweren Einschränkung der hepatischen Funktion nicht erforderlich.

Febuxostat ist seit 2010 für die Therapie der chronischen Hyperurikämie bei Patienten mit Uratablagerungen zugelassen – klinisch schließt dies die Gichtarthritis und/oder Gichtknoten/Tophi ein – sowie seit April 2015 auch zur Prävention und Behandlung des Tumorlyse-Syndroms. Es ist in Europa in Dosierungen von 80 mg und 120 mg verfügbar, in den USA auch in einer Dosierung von 40 mg.

In den Zulassungsstudien war der Anteil der Patienten, die den Zielharnsäurewert von < 6 mg/dl (< 360 µmol/l) als primären Studienendpunkt erreichten, signifikant größer als unter Allopurinol [17, 18]. In einer weiteren randomisiert-kontrollierten Studie, in die auch Patienten mit milder bis moderater Niereninsuffizienz eingeschlossen wurden, fiel die Ansprechrate unter Febuxostat 80 mg/d signifikant besser als unter Febuxostat 40 mg/d und Allopurinol 200/300 mg/d (p < 0,001) aus. 10–15 % aller Patienten berichteten über erneute Gichtanfälle innerhalb der ersten zwei Monate der Therapie ohne signifikante Unterschiede zwischen den Gruppen [19].

Im Gegensatz zu Allopurinol ist eine Dosis-Anpassung bei milder bis moderater Nierenfunktionseinschränkung (Kreatinin-Clearance 30–80 ml/min) nicht erforderlich. Auch werden unter Febuxostat deutlich weniger Arzneimittel-Interaktionen als unter Allopurinol beobachtet.

Für beide Substanzen gilt jedoch, dass sie nicht gleichzeitig mit Azathioprin und Mercaptopurin verordnet werden sollten. Durch die Hemmung der Xanthinoxidase wird der Abbau dieser Substanzen gehemmt, es kommt zur Kumulation mit der Folge einer Knochenmarksuppression mit schweren Leuko-/Neutropenien.

Die Behandlung einer Gicht nach Transplantation kann erfolgen, indem die Xanthinoxidasehemmer z. B. mit Mycophenolat-Mofetil kombiniert werden [20]. Mycophenolat zeigt keinen Einfluss auf die Harnsäurekonzentration. Es kann statt Azathioprin und auch anstelle von Cyclosporin A und Tacrolimus, die beide den Harnsäurespiegel erhöhen, gegeben werden.

Hypersensitivitätsreaktionen auf Febuxostat wurden bisher nur sehr selten beobachtet [21]. Patienten mit einer anamnestisch bekannten Unverträglichkeit von Allopurinol sollten dennoch besonders zu Therapiebeginn engmaschig überwacht werden [22].

Zwischenzeitlich liegen zwei Metaanalysen zur Wirksamkeit und Verträglichkeit von Febuxostat bei Patienten mit Gicht vor, die die gute Wirksamkeit und Verträglichkeit belegen. In einer Metaanalyse von Tayar et al. [23], in die vier randomisiert-kontrollierte Studien und zwei Observationsstudien mit insgesamt 3978 Patienten eingingen, wurden die Wirkung und Sicherheit der Febuxostat Mono- oder Kombinationstherapie mit NSAR oder Colchicin bei der Behandlung der chronischen Gicht untersucht. Dabei war Febuxostat bzgl. der Harnsäuresenkung und Zielwerterreichung im Studienzeitraum einer Therapie mit Placebo und Allopurinol überlegen. In einer weiteren Metaanalyse, die zehn RCT-Studien mit 4464 Gicht-/Hyperurikämiepatienten umfasste, bestätigte sich, dass mehr Patienten mit einer Febuxostat-Therapie einen Harnsäurespiegel von < 6 mg/dl (< 360 μmol/l) erreichten (43,3 % vs. 68,8 %, OR 3,14 CI 95 %, 1,82–5,44, p < 0,01) als unter Allopurinol. In allen Studien zeigte sich kein signifikanter Unterschied in der Prävalenz der Nebenwirkungen als Maß der Verträglichkeit zwischen Febuxostat und Allopurinol [24].

Im klinischen Alltag ist Febuxostat vor allem dann eine gute Option, wenn Allopurinol nicht vertragen wird, wenn der Harnsäurezielwert unter Allopurinol nicht erreicht wird und/oder bei eingeschränkter Nierenfunktion [25].

7.5.3 Urikosurika

Urikosurika wie z. B. **Benzbromaron** oder **Probenecid** sind Medikamente der Zweitlinientherapie. Sie sollten herangezogen werden, wenn Urikostatika nicht eingesetzt werden können oder nicht ausreichend harnsäuresenkend wirken. Dabei können Urikostatika und Urikosurika aufgrund des unterschiedlichen Wirkmechanismus auch miteinander kombiniert werden, um die Effektivität der Harnsäuresenkung zu erhöhen. Urikosurika fördern die renale Harnsäureausscheidung und müssen mit ausreichend Flüssigkeit gegeben werden, um die Bildung von Harnsäuresteinen zu verhindern. Sie sind kontraindiziert bei Patienten mit fortgeschrittener Nierenfunktionseinschränkung (Kreatinin-Clearance < 50 ml/min), Nierensteinanamnese oder Patienten mit vermehrter (endogener) Harnsäureproduktion. Dies trifft z. B. für die zytostatische Therapie von Tumorpatienten zu oder für die Therapie seltener erblich bedingter Stoffwechselstörungen mit erhöhter Produktion von Harnsäure, wie z. B. dem Lesh-Nyhan-Syndrom oder Kelly-Seegmiller-Syndrom.

Mit Blick auf seine Wirksamkeit, d. h. die Häufigkeit von Gichtanfällen und Normalisierung der Serumharnsäure, ist das in Deutschland überwiegend bis 100 mg täglich eingesetzte Benzbromaron dem Allopurinol nicht überlegen [26, 27]. Placebokontrollierte Studien liegen für Urikosurika nicht vor, dies gilt ebenfalls für Studien, die die Wirksamkeit von Urikosurika mit Febuxostat oder Pegloticase vergleichen.

7.5.4 Urikolytika

Beim Menschen kann Harnsäure als Endprodukt des Purinstoffwechsels nicht in das besser wasserlösliche Allantoin abgebaut werden, da das Urikase-Gen vor etwa 8–24 Millionen Jahre (Miozän) bei den Hominiden aufgrund einer Nonsense-Mutation im Codon 33 unwirksam wurde [28].

Tab. 7.3: Medikamente mit harnsäuresenkender Wirkung.

Präparat/Indikation	Wirkmechanismus	Dosierung	Nebenwirkungen
Urikostatika			
Allopurinol	Hemmung der Xanthinoxidase	– 100–300 mg/d, selten bis 600 mg/d – einschleichende Dosierung wegen erhöhten Risikos für Gichtanfall – 0,5–1 mg Colchicin zu Beginn der Therapie über 3–6 Monate – Alternativ: NSAR als Pocket-Medikation	– gastrointestinale Nebenwirkungen – Transaminasenanstiege – Blutbildveränderungen – selten: schwere Hautreaktionen, Vaskulitis – Cave: Dosisreduktion bei Nierenfunktionseinschränkung – gleichzeitige Gabe von Azathioprin und 6-Mercaptopurin
Febuxostat	Hemmung der Xanthinoxidase	– 1 × 80 bzw. 120 mg/d – Colchicin-Prophylaxe 0,5–1 mg zu Beginn der Therapie – Alternativ: NSAR als Pocket Medikation – keine Dosisanpassung bei eingeschränkter Nierenfunktion – Prophylaxe und Therapie des TLS mit 120 mg/d	– Kopfschmerzen – gastrointestinale Nebenwirkungen – Transaminasenanstiege – Cave: gleichzeitige Gabe von Azathioprin und 6-Mercaptopurin
Urikosurika			
Benzbromaron	Hemmung der tubulären Harnsäurerück-resorption	1 × 20–100 mg/d p. o.	– Kopfschmerzen – gastrointestinale Nebenwirkungen – allergische Reaktionen
Probenicid (Ausweichpräparat z. B. bei Benzbromaron-Unverträglichkeit)	Hemmung der tubulären Harnsäurerück-resorption	3 × 1 g p. o.	– Cave: hemmt u. a. die renale Elimination von Sulfonylharnstoffen, damit Gefahr der Hypoglykämie
Urikolytika			
Pegloticase	rekombinante pegylierte Urikase	8 mg i. v. alle 2–4 Wo.	– Überempfindlichkeitsreaktionen (anaphyl. Infusionsreaktionen) – rascher Wirkverlust durch Autoantikörperbildung – Ausweichpräparat in therapierefraktären Fällen bzw. bei Kontraindikation

Mit einer durch Pegylierung lang wirksamen Urikase (Pegloticase) steht heute auch ein Reservemedikament für Patienten mit schwer verlaufender chronischer Gicht mit Bildung von Gichtknoten zur harnsäuresenkenden Therapie zur Verfügung. Diese ergibt eine sinnvolle Therapieoption, wenn Patienten auf eine Behandlung mit der medizinisch angemessenen Höchstdosis von Xanthinoxidasehemmern nicht angesprochen haben oder diese Arzneimittel bei ihnen kontraindiziert sind. Pegloticase kann u. a. bei tophöser Gicht rasch zur Reduktion und Auflösung der Tophi führen [29].

In den Zulassungsstudien zeigte sich allerdings, dass bei zwei- bzw. vierwöchiger intravenöser Verabreichung von 8 mg Peg-Urikase gehäuft anaphylaktische Infusionsreaktionen auftraten sowie neutralisierende Antikörper gegen die Substanz gebildet werden, was zum raschen Wirkverlust führt. Aufgrund extremer Schwankungen der Serumharnsäurewerte kam es zudem sehr häufig (in bis zu 80 % der Fälle) zu Gichtanfällen unter Therapie [30]. In Deutschland wird dieses Medikament derzeit nicht vertrieben (vgl. auch Kap. 12).

7.6 Die Bedeutung des Harnsäurezielwertes

Besteht die Indikation zur harnsäuresenkenden Therapie, so sollte die Harnsäure dauerhaft auf einen Zielwert von < 6 mg/dl (< 360 μmol/l) gesenkt werden. Dieser Wert leitet sich von der physikochemisch definierten Löslichkeit der Harnsäure ab. Diese liegt bei einem physiologischen pH-Wert von 7,4 und einer Körperkerntemperatur von 37 °C bis zu ca. 6,5 mg/dl in gelöster Form vor. Bei Gewebeischämie (z. B. mechanischer Belastung, Trauma) und/oder -hypothermie und präformierter Arthrose liegt das Löslichkeitsprodukt der Harnsäure deutlich darunter, was z. B. auch die Prädilektion der Arthritis urica für das Großzehengrundgelenk erklärt. Damit muss bei der Gicht zwischen dem Zielwert bei Therapienotwendigkeit und dem Referenzwert bzw. den Normwerten der Labore unterschieden werden. Der Therapie-Zielwert ist unabhängig vom Geschlecht und ausschließlich durch physiko-chemische Eigenschaften definiert.

Die weitere Rationale für den Harnsäure-Zielwert < 6 mg/dl (< 360 μmol/l) ergibt sich aus Daten von Therapiestudien. So konnte z. B. gezeigt werden, dass sich durch Senkung der Harnsäure auf einen Zielwert von < 6 mg/dl (< 360 μmol/l) nicht nur das Rezidiv-Risiko für Gichtanfälle deutlich senken lässt, sondern auch der (mikroskopische) Harnsäure-Nachweis in den betroffenen Gelenken negativ werden kann [31, 32]. Sinkt die Serumharnsäure auf einen Wert < 6 mg/dl (< 360 μmol/l), so kommt es auch zu einer Größenabnahme der Tophi. Je niedriger die Harnsäure gesenkt werden kann, umso rascher erfolgt die Größenabnahme der Tophi [33]. Da ein konsistenter Zusammenhang zwischen den Serum-Harnsäurespiegeln und dem Risiko für Gichtanfälle besteht, sollten bei schwerer Gichterkrankung (häufige Gichtanfälle und Nachweis von Tophi) Harnsäurewerte von unter 5 mg/dl (< 300 μmol/l) angestrebt werden, da hierdurch eine raschere Symptomkontrolle zu erwarten ist [1, 3]. Erklärtes Therapie-Ziel bei der Behandlung der Gicht (= symptomatische Hyperurikämie) ist die stabile klinische Remission der Erkrankung („Treat to Target") [34]. Studien weisen darauf hin, dass das Outcome umso besser ist, je niedriger die Harnsäurewerte liegen [32].

Das Erreichen des Zielwertes sollte zu Therapiebeginn häufiger, später zumindest vierteljährlich kontrolliert werden, um ggf. die Dosis der harnsäuresenkenden Medikation anzupassen und dadurch den Therapieerfolg zu gewährleisten [35]. Einer Untersuchung von Singh et al. [36] zufolge, erreichen nur ca. 20 % von 643 Gichtpatienten, denen Allopurinol verordnet wurde, einen Harnsäurewert von ≤ 6 mg/dl. Wie für andere Erkrankungen gezeigt, wirkt sich eine gute Aufklärung über die Gichterkrankung, ihre Therapieoptionen und regelmäßige Kontrollen – auch der Harnsäurewerte – positiv auf die Therapieadhärenz der Patienten aus [37]. Studien belegen, dass – trotz bestehender Indikation für eine harnsäuresenkende Therapie – diese oft gar nicht begonnen wird [38].

Die Therapieadhärenz ist bei Gichtpatienten insgesamt geringer als bei anderen chronischen Erkrankungen, wie z. B. einem Diabetes mellitus, einer arteriellen Hypertonie oder einer Osteoporose [39]. In einer kürzlich publizierten italienischen Studie nahmen < 10 % der Patienten, denen Allopurinol verordnet wurde, nach zwölf Monaten ihre Medikation ein [40]. Prädiktoren für eine schlechte Therapieadhärenz sind dabei u. a. ein jüngeres Patientenalter (< 45 Jahre) (OR 2,43) sowie eine geringere Zahl von Ko-Morbiditäten (OR 1,46) [41]. Die Therapie-Adhärenz stellt die entscheidende Voraussetzung für den Therapieerfolg dar und muss durch eine noch bessere Kommunikation zwischen Arzt und Patienten sichergestellt werden [42]. Gicht wird häufig nur symptomatisch (d. h. im Anfall) therapiert und nicht als chronische entzündlich-rheumatische Systemerkrankung mit negativen Langzeit-Folgen für das Gefäßsystem, Herz und Niere wahrgenommen.

So erfolgen bei der Mehrheit der Patienten auch keine weiteren Harnsäurekontrollen und daher auch keine Dosisanpassungen von Allopurinol oder Febuxostat [43]. Durch Steigerung der Dosis, Kombination von harnsäuresenkenden Medikamenten mit unterschiedlichem Wirkmechanismus und Umsetzung auf effektivere Medikamente kann in der Praxis fast immer ein Harnsäurewert von < 5–6 mg/dl (300–360 µmol/l) erreicht werden.

7.7 Therapie-Dauer

Bei der harnsäuresenkenden Therapie handelt es sich um eine Dauertherapie, die bei Patienten ohne Tophi über mind. fünf Jahre, bei Patienten mit Tophi bis zum Auflösen aller Tophi und anschließend weitere fünf Jahre erfolgen sollte, so dass die Harnsäurespeicher möglichst vollständig entleert sind. Bei klinischer Beschwerdefreiheit (klinischer Remission) und normalen Harnsäurewerten kann dann auch einmal die Therapie ausgesetzt werden. Letztlich ist aber bei hoher Harnsäure-Belastung meist eine lebenslange Therapie erforderlich, um neue Auskristallisationen zu verhindern und bestehende Harnsäure-Ablagerungen komplett aufzulösen [44].

7.8 Fazit

Bei Vorliegen einer Indikation zur harnsäuresenkenden Therapie sollte diese konsequent und dauerhaft erfolgen. Medikamente der ersten Wahl sind heute die beiden Urikostatika Allopurinol und Febuxostat; Urikosurika gelten als Zweitlinienpräparate. Eine Kombination beider Substanzgruppen ist möglich. Dabei sollte immer ein Harnsäurezielwert von < 6 mg/dl (360 μmol/l), bei hoher Harnsäure-Last von < 5 mg/dl (300 μmol/l) angestrebt werden, um eine dauerhafte Remission der Erkrankung zu erreichen.

Literatur

[1]   Richette P, Pascual E, Doherty M et al. Updated Eular evidence-based recommendations for gout. Part II: management. Ann Rheum Dis 2014, 73, Suppl 2.
[2]   Dalbeth N, Saag K, Palmer H et al. A multi-center, randomized, double-blind, phase 2 study to evaluate the effect of Febuxostat versus placebo on joint damage in hyperuricemic subjects with early gout. Ann Rheum Dis 2015, 74 (Suppl. 2) S543.
[3]   Khanna D, Fitzgerald JD, Khanna PP et al. American College of Rheumatology guidelines for management of gout. Part 1: systematic nonpharmacologic and pharmacologic therapeutic approaches to hyperuricemia. Arthritis Care Res (Hoboken) 2012, 64(10), 1431–1446.
[4]   Goicoechea M, De Vinusa SG, Verdalles U et al. Effect of allopurinol in chronic kidney disease progression and cardiovascular risk. Clin J Am Soc Nephrol 2010, 5, 1388–1399.
[5]   Taylor TH, Mecchella JN, Larson RJ, Kerin KD, Mackenzie TA. Initiation of allopurinol at first medical contact for acute attacks of gout: a randomized clinical trial. Am J Med 2012, 125(11), 1126–1134.
[6]   Sarawate CA, Patel PA, Schumacher HR, Yang W, Brewer KK, Bakst AW. Serum urate levels and gout flares: analysis from managed care data. J Clin Rheumatol 2006, 12(2), 61–65.
[7]   Stocker SL, McLachlan, Savic RM et al. The pharmakokinetics of oxypurinol in people with gout. Br J Clin Pharmacol 2012, 74, 477–489.
[8]   Grahams S, Day RO, Wong H et al. Pharmacodynamics of oxypurinol after administration of allopurinol to healthy subjects. Br J Clin Pharmacol 1996, 41, 299–304.
[9]   Hande KR, Noone RM, Stone WJ. Severe allopurinol toxicity. Description and guidelines for prevention in patients with renal insufficiency. Am J Med 1984, 76(1), 47–56.
[10] Stamp LK, Merriman TR, Barclay ML et al. Impaired response or insufficient dosage? Examining the potential causes of „inadequate response" to allopurinol in the treatment of gout. Semin Arthritis Rheum 2014, 44(2), 170–174.
[11] Stamp LK, O'Donnell JL, Zhang M et al. Using allopurinol above the dose based on creatinine clearance is effective and safe in patients with chronic gout, including those with renal impairment. Arthritis Rheum 2011, 63(2), 412–421.
[12] Stamp LK, Taylor WJ, Jones PB et al. Starting dose as a risk factor for allopurinol hypersensitivity syndrome: a proposed safe starting dose of allopurinol. Arthritis Rheum 2012, 64, 2529–2536.

[13] Chao J, Terkeltaub R. A critical reappraisal of allopuinol dosing, safety, and efficacy for hyperu-ricemia in gout. Curr Rheumatol Rep 2009, 11, 135–140.

[14] Chung WH, Chang WC, Stocker SL et al. Insights into the poor prognosis of allopurinol-induced severe cutaneous adverse reactions: the impact of renal insufficiency, high plasma levels of oxypurinol and granulosin. Ann Rheum Dis 2015, 74, 2157–2164.

[15] Jordan KM, Cameron JS, Snaith M et al. British Society for Rheumatology and British Health Professionals in Rheumatology Guideline for Management of Gout. Rheumatology 2007, 46, 1372–1389.

[16] Love BL, Barrons R, Veverka A, Snider KM. Urate-lowering therapy for gout: focus on febuxostat. Pharmacotherapy 2010, 30, 594–608.

[17] Becker MA, Schumacher HR Jr, Wortmann RL et al. Febuxostat compared with allopurinol in patients with hyperuricemia and gout. N Engl J Med 2005, 353(23), 2450–2461.

[18] Schumacher HR Jr, Becker MA, Wortmann RL et al. Effects of febuxostat versus. allopurinol and placebo in reducing serum urate in subjects with hyperuricemia and gout: a 28-week, phase III, randomized, double-blind, parallel-group trial. Arthritis Rheum 2008, 59(11),1540–1548.

[19] Becker MA, Schumacher HR, Espinoza LR et al. The urate-lowering efficacy and safety of febuxostat in the treatment of the hyperuricemia of gout: the CONFIRMS trial. Arthritis Res Ther 2010, 12(2): R63.

[20] Jacobs F, Mamzer-Runeel MF, Skhiri H, Thervet E, Legendre C, Kreis H. Safety of the mycopheno-late-mofetil-allopurinol combination in kidney transplant recipients with gout. Transplantation 1997, 64, 1087–1088.

[21] Abeles AM Febuxostat hypersensitivity. J Rheumatol 2012, 39(3), 659.

[22] Chohan S. Safety and efficacy of febuxostat treatment in subjects with gout and severe allopurinol adverse reactions. J Rheumatol 2011, 38(9), 1957–1969.

[23] Tayar JH, Lopez-Olivo MA, Suarez-Almazor ME Febuxostat for treating chronic gout. Cochrane Database Syst Rev 2012, 11: CD0086.

[24] Ye P, Yang S, Zhang W et al. Efficacy and tolerability of febuxostat in hyperuricemic patients with or without gout: a systematic review and meta-analysis. Clin Ther 2013, 35(2), 180–189.

[25] Jansen TL, Richette P, Perez-Ruiz F et al. International position paper on febuxostat. Clin Rheumatol. 2010, 29(8), 835–840.

[26] Kydd AS, Seth R, Buchbinder R, Edwards CJ, Bombardier C. Uricosuric medications for chronic gout. Cochrane Database Syst Rev. 2014, 11, CD010457.

[27] Reinders MK, Haagsma C, Jansen TL et al. A randomised controlled trial on the efficacy and tolerability with dose escalation of allopurinol 300–600 mg/day versus benzbromarone 100–200 mg/day in patients with gout. Ann Rheum Dis 2009, 68(6), 892–897.

[28] Johnson RJ, Titte S, Cade JR, Rideout BA, Oliver WJ. Uric acid, evolution and primitive cultures. Semin Nephrol 2005, 25(1), 3–8.

[29] Sriranganathan MK, Vinik O, Bombardier C, Edwards CJ. Interventions for tophi in gout. Cochrane Database Syst Rev 2014, 10, CD010069.

[30] Sundy JS, Baraf HS, Yood RA et al. Efficacy and tolerability of pegloticase for the treatment of chronic gout in patients refractory to conventional treatment: two randomized controlled trials. JAMA 2011, 306(7), 711–720.

[31] Pascual E, Sivera F. Time required for disappearance of urate crystals from synovial fluid after successful hypouricaemic treatment relates tot he duration of gout. Ann Rheum Dis 2007, 66(8), 1056–1058.

[32] Shoji A, Yamanaka H, Kamatani N. A retrospective study of the relationship between serum urate level and recurrent attacks of gouty arthritis: evidence for the reduction of recurrent gouty arthritis with antihyperuricemic therapy. Arthritis Rheum 2004, 51(3), 321–332.

[33] Perez-Ruiz F, Calabozo M, Pijoan JI, Herrero-Beites AM, Ruibal A. Effect of urate-lowering therapy on the velocity of size reduction of tophi in chronic gout. Arthritis Rheum 2002, 47, 356–360.

[34] Sivera F, Andres M, Carmona L et al. Multinational evidence-based recommendations for the diagnosis and management of gout: integrating systematic literature review and expert opinion of a broad panel of rheumatologists in the 3e initiative. Ann Rheum Dis 2014, 73(2), 328–335.

[35] Andrés M, Sivera F, Falzon L, Van der Heijde DM, Carmona L. Treatment target and followup measures for patients with gout: a systematic literature review. J Rheumatol 2014, 92, 55–62.

[36] Sing JA, Hodges JS, Asch SM. Opportunities for improving medication use and monitoring gout; Ann Rheum Dis 2009, 68, 1265–1270.

[37] Rees F, Jenkins W, Doherty M. Patients with gout adhere to curative treatment if informed appropriately: proof-of-concept observational study. Ann Rheum Dis 2013, 72(6), 826–830.

[38] Kuo CF, Grainge MJ, Mallen C, Zhang W, Doherty M. Eligibility for and prescription of urate-lowering treatment in patients with incident gout in England. JAMA 2014, 312(24), 2684–2686.

[39] Briesacher BA, Andrade SE, Fouayzi H et al. Comparison of drug adherence rates among patients with seven different medical conditions. Pharmacotherapy 2008, 28(4), 437–443.

[40] Mantarro S, Capogrosso-Sansone A, Tuccori et al. Allopurinol adherence among patients with gout: an Italian general practice database study. Int J Clin Pract 2015, 69(7), 757–765.

[41] De Vera MA, Marcotte G, Rai S, Galo JS, Bhole V. Medication adherence in gout: a systematic review. Arthritis Care Res 2014, 66(10), 1551–1559.

[42] Spencer K, Carr A, Doherty M. Patient and provider barriers to effective management of gout in general practice: a qualitative study. Ann Rheum 2012, 71(9), 1490–1495.

[43] Kim SC, Schmidt B, Franklin JM, Liu J, Solomon DH, Schneeweiss S Clinical and Health Care Use Characteristics of patients newly starting allopurinol, febuxostat, and colchicine for the treatment of gout; Arth Care Res 2013, 65, 2008–2014.

[44] Pascual E, Sivera F. Time required for disappearance of urate crystals from synovial fluid after successful hyperuricaemic treatment relates to the duration of gout. Ann Rheum Dis 2007, 66(8), 1056–1058.

Matthias Bastigkeit

8 Pharmakotherapie der Gicht

Bei keiner anderen Volkskrankheit ist das therapeutische Arsenal so begrenzt wie bei Gicht. Über 40 Jahre lang stand mit Allopurinol nur ein Urokostatikum zur Verfügung. Mit Febuxostat kam im Jahr 2010 eine zweite Therapieoption hinzu. Als Biologica stehen IL-1-Antagonisten (Anakinra, Rilonacept und Canakinumab) sowie Rasburikase zur Verfügung.

8.1 Akuttherapie des Gichtanfalls

Ziel im Gichtanfall ist es, dem Patienten die extremen Schmerzen zu nehmen und die Entzündungsreaktion zu stoppen. Hierfür stehen NSAR, Cox-II-Hemmer, Kortikoide und Colchicin zur Verfügung. Welche Therapieoption wann angewendet wird, bestimmen die Begleiterkrankungen, Risikofaktoren und die Interaktionsgefahr mit der Co-Medikation.

Tab. 8.1: Übersicht Pharmakotherapie der Gicht.

Akuter Anfall	nicht pharmakologisch	Ruhe und Hochlagern Kühlen	Risikopotenzial
	Analgesie	NSAR	Nierenerkrankungen, Asthma, Magen-Darm-Ulcera
		Coxibe	kardiale Risikofaktoren
		Colchicin	hepatobiliäre Dysfunktion hohes Lebensalter hohes Interaktionspotenzial kann schwere Magen-Darm-Störungen auslösen hohe Toxizität
	Entzündungshemmung	Kortikoide	Diabetes Osteoporose
Anfallsprophylaxe	Uricosurica	Probenecid	Niereninsuffizienz Maskierungsmittel im Doping
		Benzbromaron	Niereninsuffizienz
	Uricostatika	Allopurinol	Niereninsuffizienz großes Interaktionspotenzial schwere Hautreaktionen
		Febuxostat	schwere Leberfunktionsstörungen

Die S-1-DEGAM-Leitlinie sieht NSAR und Kortison als erste Wahl, alternativ Kortison oder NSAR als Monotherapie (Abb. 8.1). Bei einer Kontraindikation für diese drei Optionen kommt Colchicin in Betracht.

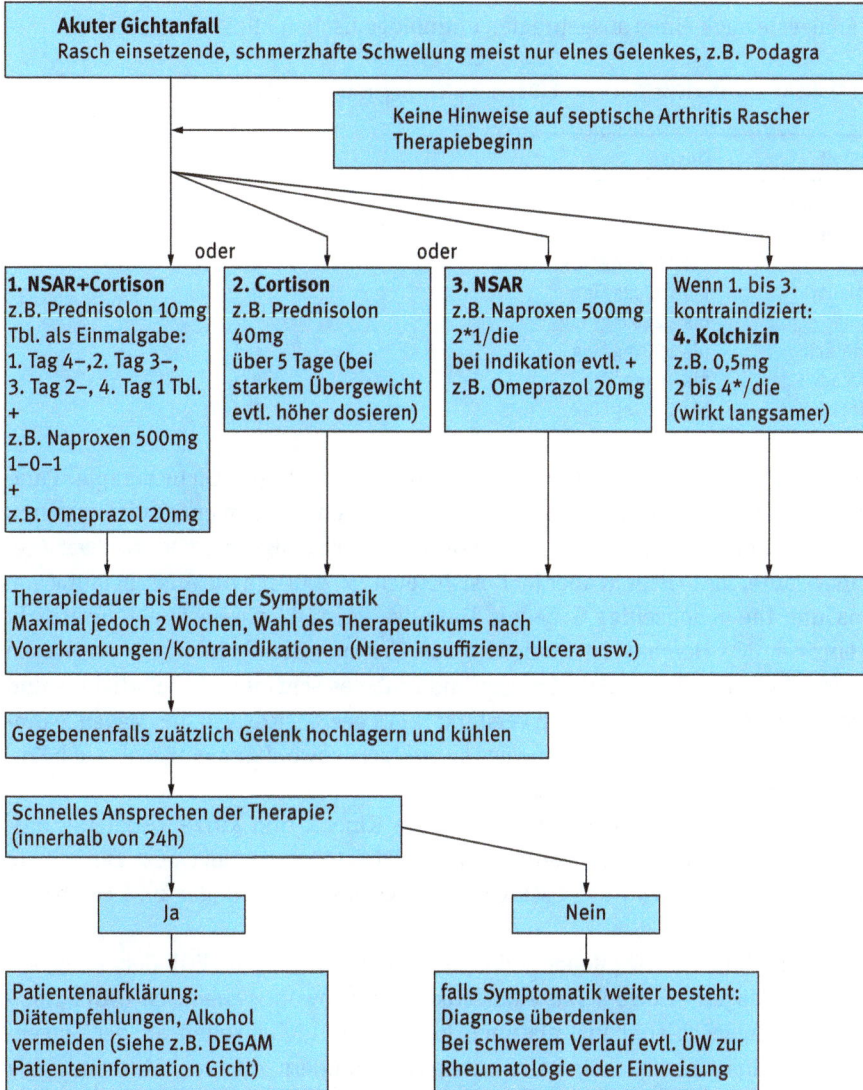

Akuter Gichtanfall
Rasch einsetzende, schmerzhafte Schwellung meist nur elnes Gelenkes, z.B. Podagra

Keine Hinweise auf septische Arthritis Rascher Therapiebeginn

oder   oder

1. NSAR+Cortison	**2. Cortison**	**3. NSAR**	Wenn 1. bis 3.
z.B. Prednisolon 10mg Tbl. als Einmalgabe: 1. Tag 4–,2. Tag 3–, 3. Tag 2–, 4. Tag 1 Tbl. + z.B. Naproxen 500mg 1–0–1 + z.B. Omeprazol 20mg	z.B. Prednisolon 40mg über 5 Tage (bei starkem Übergewicht evtl. höher dosieren)	z.B. Naproxen 500mg 2*1/die bei Indikation evtl. + z.B. Omeprazol 20mg	kontraindiziert: **4. Kolchizin** z.B. 0,5mg 2 bis 4*/die (wirkt langsamer)

Therapiedauer bis Ende der Symptomatik
Maximal jedoch 2 Wochen, Wahl des Therapeutikums nach
Vorerkrankungen/Kontraindikationen (Niereninsuffizienz, Ulcera usw.)

Gegebenenfalls zuätzlich Gelenk hochlagern und kühlen

Schnelles Ansprechen der Therapie?
(innerhalb von 24h)

Ja   Nein

Patientenaufklärung: Diätempfehlungen, Alkohol vermeiden (siehe z.B. DEGAM Patienteninformation Gicht)

falls Symptomatik weiter besteht: Diagnose überdenken Bei schwerem Verlauf evtl. ÜW zur Rheumatologie oder Einweisung

Abb. 8.1: Therapieschema der DEGAM.

8.1.1 NSAR

Erste Wahl ist die frühzeitige Gabe eines NSAR oder eines Coxibes (Tab. 8.2). Bei einer längerfristigen Gabe ist die Nephrotoxizität dieser Substanzgruppe unbedingt zu beachten. Die Analgetika werden dabei im Hochdosisbereich angewendet, um neben der Analgesie auch einen ausgeprägten antiphlogistischen Effekt zu nutzen.

Tab. 8.2: NSAR und ihre Dosis bei Gicht (Dosisempfehlungen nach Flückinger et al [1].

Wirkstoff	Dosis
Indometacin	bis 150 mg/Tag
Ibuprofen	bis 2400 mg/Tag
Naproxen	bis 1250 mg/Tag
Diclofenac	bis 150 mg/Tag
Etodolac	bis 1200 mg/Tag
Acemetacin	bis 180 mg/Tag
Piroxicam	bis 40 mg/Tag
Etoricoxib	bis 120 mg/Tag

Einige Analgetika sind ungeeignet oder kontraindiziert in der Gichttherapie. Paracetamol und Metamizol wirken zentral und lagern sich nicht im entzündeten sauren Gewebe ab, ihnen fehlt somit die antiphlogistische Wirkung. Diese besitzt zwar Acetylsalicylsäure, diese hemmt aber im Dosisbereich 75–2000 mg die Ausscheidung von Harnsäure. Die gleichzeitige Gabe von Diuretika verstärkt diesen Effekt zusätzlich. Als einziger COX-Hemmer ist Etoricoxib zur Therapie des Gichtanfalls zugelassen [2, 3]. Bei Asthma, Nierenerkrankungen und Diabetes scheinen eher Kortikoide und bei kardialen Begleiterkrankungen verstärkt NSAR geeignet zu sein. Bei Magen-Darm-Ulcera muss eine Nutzen-Risiko-Abwägung erfolgen, sowohl Analgetika als auch Kortikoide weisen (relative) Kontraindikationen auf.

Diclofenac zeichnet sich durch eine träge Kinetik und kurze Wirkdauer aus. Beim Gichtanfall wird es in Dosierungen von 100 bis 150 mg/d eingesetzt. Die frühere Maximaldosis wurde von der EMEA wegen des Risikos kardialer und cerebraler Ereignisse reduziert.

Die Einnahme von Diclofenac sollte mindestens eine Stunde VOR dem Essen auf nüchternen Magen erfolgen. Das Analgetikum löst sowohl systemisch (PGE2-Hemmung der Magenschleimhaut) als auch lokal Unverträglichkeiten an der Magenschleimhaut aus. Um die lokale Reizwirkung zu verhindern, muss der Magenausgang bei der Einnahme geöffnet sein, damit es in den alkalischen Dünndarm gelangen kann, um dort resorbiert zu werden. Ist der Pylorus nach einer Nahrungsaufnahme geschlossen, wird der Wirkstoff im Magen freigesetzt. Bei löslichen (Resinat-)Zubereitungen ist dies unerheblich, weil die kleine Teilchengröße eine Passage des geschlossenen Pylorus ermöglicht.

Patienten, die schon einmal einen Herzinfarkt oder Schlaganfall erlitten haben, sowie Patienten mit Herzschwäche oder koronarer Herzerkrankung sollten kein Diclofenac verwenden. Vorsichtig sollten Patienten sein, die unter Bluthochdruck, erhöhten Cholesterinwerten oder Diabetes leiden, auch bei Rauchern sei die Einnahme nicht unbedenklich.

Auch wenn die Gabe von NSAR nur kurzfristig erfolgt. sollte wegen der hohen Dosen ein Magenschutz mit Protoneninhibitoren durchgeführt werden. Aus pharmakologischer Sicht ist Omeprazol nicht mehr zeitgemäß. Es wird über vergleichsweise viele CYP-P450-Subtypen metabolisiert (CYP1A2, CYP2C19, CYP3A4) und agiert als starker Hemmer. Die Folge sind zahlreiche Interaktionen. Außerdem kann es Sehstörungen hervorrufen.

8.1.2 Kortikosteroide

Kortikosteroide werden intraartikulär und/oder systemisch verabreicht. Obwohl die Datenlage bei Gicht dürftig ist, nehmen sie hinsichtlich ihres Wirkmechanismus und empirischer Erfolge einen großen Stellenwert ein. 35 mg Prednisolon/d versus 500 mg Naproxen/d weist eine vergleichbare Wirkung hinsichtlich Schmerzreduktion und Mobilität auf. Gerade bei Niereninsuffizienz bieten deshalb Kortikoide eine gute Alternative zu NSAR [4].

8.1.3 Colchicin

Colchicin ist das Hauptalkaloid der Herbstzeitlosen (Colchicum autumnale L). Das Alkaloid hemmt die IL-1β-Prozessierung auf Ebene der NALP3-Inflammasom-Aktivierung, greift in die Endozytose der Uratkristalle ein und hemmt die inflammatorische Caspase. Wegen der extremen gastrointestinalen Beschwerden sollte es nur dann angewendet werden, wenn die anderen Säulen der Akuttherapie nicht indiziert sind. In der Literatur werden nicht selten Dosen von bis zu 12 mg/d angegeben. Ebenso wirksam und deutlich besser verträglich ist das Dosierungsschema nach Terkeltaub: initial 1,2 mg, nach einer Stunde 0,6 mg. Eine erneute Gabe erfolgt erst nach 24 Stunden. Bei mittelgradiger Niereninsuffizienz beträgt die Gesamtdosis 1,5 und bei ausgeprägter Minderfunktion 1 mg [5].

Colchicin ist ein Substrat des Transportproteins P-Glykoprotein und des Zytochrom-Isoenzyms CYP3A4. Es kann deshalb lebensbedrohliche Interaktionen mit Makrolid-Antibiotika, Ciclosporin und Statinen auslösen. In einer retrospektiven Studie starben 10 % der gleichzeitig mit Colchicin und Clarithromycin behandelten Personen [6].

Colchicin ist stark mutagen. Männer sollten sechs und Frauen drei Monate nach der Therapie eine sichere Verhütungsmethode anwenden.

8.2 Leitliniengerechte Therapie sehr heterogen

Es existiert in den medizinischen Laboren kein einheitlicher Harnsäurewert für Gicht. Ist auf dem Laborbefund eine Spanne für den Harnsäurewert angegeben, handelt es sich um Referenzintervalle, nicht um Normwerte. Referenzintervalle beziehen Faktoren wie Geschlecht, Alter, ethnische Gruppe, Region und ähnliche Kriterien mit ein. Die Referenzintervalle für Harnsäure schwanken, je nach Labor, zwischen 3.6 und 9,2 mg/dl. Häufig wird bei der Pharmakotherapie der Gicht nicht beachtet, dass diese Werte für den Patienten gelten, der *keine* Gicht hat! Nach den aktuellen Leitlinien des American College of Rheumatology (ACR) zur Therapie der Gicht sollte das Ziel unter 6,0 mg/dl liegen, in Problemfällen unter 5,0 mg/dl. Die Europäische Gesellschaft für Rheumatologie (EULAR) gibt ebenfalls diesen Wert an. Es handelt sich dabei nicht um einen empirisch festgelegten Wert, sondern um eine physikalische Gesetzmäßigkeit der Harnsäurelöslichkeitskonstante. Oberhalb der Löslichkeitsgrenze von 400 µmol/l beziehungsweise 6,8 mg/d (bei 37 °C, pH 7,4) fällt Harnsäure in Form von Mononatriumuratkristallen aus. Bei einem Gichtpatienten muss der Harnsäurewert also konsequent und lebenslang unter 6,0 mg/dl gesenkt werden. Dabei ist zu beachten, dass nach den Leitlinien zwischen Hyperurikämie und Gicht unterschieden wird. Hyperurikämie liegt vor, wenn der Wert von 6,4 mg/dl überschritten wird. Um Gicht (symptomatische Hyperurikämie) handelt es sich, wenn der Wert überschritten ist UND Beschwerden wie Tophi und/oder Schmerz in Form eines Gichtanfalls vorliegen. Erst bei Gicht soll eine Pharmakotherapie erfolgen.

Im EULAR-Update Ende 2014 sind die neuen Erkenntnisse, dass Gicht zahlreiche Systemerkrankungen auslösen kann, bereits berücksichtigt.

8.3 Pharmaka zur Senkung des Harnsäurespiegels

Urikostatika hemmen die Harnsäureproduktion, Urikosurika fördern die renale Harnsäureausscheidung. Letztgenannte spielen in der Therapie kaum noch eine Rolle. Die Therapie muss einschleichend erfolgen. Im akuten Anfall sind sie kontraindiziert! Sinkt der Harnsäurewert im Blut, wird Natriumurat aus Ablagerungen freigesetzt und verstärkt den Anfall. Eine bestehende Therapie mit Urikostatika wird gemäß den Leitlinien nicht unterbrochen.

8.3.1 Allopurinol

8.3.1.1 Wirkung
– Der Metabolit von Allopurinol, das Oxipurinol, hemmt die Oxidation von Hypoxanthin zu Xanthin und somit die Bildung von Harnsäure.

– Außerdem steigert Allopurinol den Einbau von Xanthin und Hypoxanthin in DNA und RNA, daraus resultiert eine zusätzliche Senkung der Serum-Urat-Spiegel. Der Wirkstoff und seine Metaboliten sind Purinanaloga und hemmen somit auch andere Enzyme, die am Purin- und Pyrimidinstoffwechsel beteiligt sind.
– Obwohl es die Zulassung zur Anwendung in einem Dosisbereich von 100 bis 900 mg täglich besitzt, werden in mehr als 90 % der Fälle 100 bis 300 mg täglich verschrieben.
– Bei Dosen von 300 mg/Tag reduziert Allopurinol bei weniger als 30 % der Patienten die Uratspiegel im Serum auf unter 6,0 mg/dl (62) und Dosen von 100–200 mg/Tag scheinen sogar noch weniger wirksam zu sein [7].

8.3.1.2 Nebenwirkungen/Kontraindikationen

Unter der Therapie mit Allopurinol drohen seltene, aber schwerste Krankheitsbilder wie beispielsweise eine lebensbedrohliche Agranulozytose. Sehr häufig treten Hautreaktionen wie Juckreiz oder Ausschlag auf – laut Fachinformation bei 4 % der Anwender. Diese Reaktionen können sofort, aber auch noch nach Wochen, Monaten oder Jahren auftreten. Das gefürchtetste unerwünschte Ereignis von Allopurinol ist das Allopurinol-Überempfindlichkeitssyndrom (A-DRESS). Eine leichte Form des Syndroms kann bei bis zu 2 % der behandelten Patienten auftreten. Die Gefahr der Hautreaktionen EEM (Erythema exsudativum multiforme), SJD (Steven-Johnson-Syndrom) und TEN (Toxische epidermale Nekrolyse) steigt erheblich bei einer begleitenden Niereninsuffizienz. Auch weitere Medikamente wie ACE-Hemer und NSAR (!) steigern die Gefahr. Die Arzneimittelkommission der deutschen Ärzteschaft warnte 2009 im Deutschen Ärzteblatt davor, dass „Allopurinol die häufigste Ursache für Stevens-Johnson-Syndrom und Toxisch epidermale Nekrolyse in Europa und Israel ist".

Laut Heilmittelabrechnungsdaten wird die Interaktion zwischen den Antihypertonika und dem Gichtmittel Allopurinol als die häufigste potenzielle Wechselwirkung eingestuft. Sie tritt in 9 % aller angezeigten Interaktionen auf. Eine Datenauswertung ergab, dass in einem Zeitraum von neun Monaten 5080 Patienten in Österreich für einen Zeitraum von mindestens zwei Monaten diese Kombination eingenommen haben. Auch deutsche Kostenträger haben inzwischen ihre Versicherten über diese Interaktion informiert. Eine Alternative bietet die Umstellung des ACE-Hemmers auf AT1-Blocker – vorzugsweise Losartan, da dieser zusätzlich die Harnsäurekonzentra-

Tab. 8.3: Dosierung von Allopurinol bei Niereninsuffizienz.

Kreatinin-Clearance	Tagesdosis
über 20 ml/min	100–300 mg
10–20 ml/min	100–200 mg
unter 10 ml/min	100 mg oder größere Intervalle

tion senkt. Eine andere Möglichkeit besteht in der Umstellung von Allopurinol auf Febuxostat.

Bei eingeschränkter Nierenfunktion muss die Dosis von Allopurinol zwingend reduziert werden! Die Menge richtet sich nach Alter, Geschlecht, Körpermasse und Clearance und kann auf der Webseite www.dosing.de errechnet werden.

8.3.2 Febuxostat

8.3.2.1 Wirkung

Febuxostat hemmt selektiv sowohl die reduzierte als auch oxidierte Formen der Xanthinoxidase. Allopurinol und sein Metabolit Oxypurinol wirken nur auf die reduzierte Variante. Febuxostat ist stärker und selektiver als Allopurinol [5, 8, 9]. Es ist kein Purinanalogon und beeinflusst in therapeutischen Konzentrationen keine anderen Enzyme des Purinstoffwechsels. Die Substanz wird sowohl hepatisch als auch renal ausgeschieden. Bei eingeschränkter Nierenfunktion muss die Dosis von Febuxostat nicht reduziert werden. Die empfohlene Dosis von Febuxostat beträgt in der EU 80 mg zur einmal täglichen oralen Einnahme. Durch die lineare Kinetik und die Interaktion mit nur wenigen CYP-P-450-Enzymen ist die Interaktionsgefahr verglichen mit Allopurinol außerordentlich gering.

Ein bedeutender Vorteil besteht darin, dass unter Febuxostat die Gefahr bedrohlicher Hautveränderungen vergleichsweise seltener auftritt.

8.3.2.2 Nebenwirkungen/Kontraindikationen

Leberfunktionsstörungen treten unter beiden Pharmaka vergleichbar häufig auf. In der Febuxostat-Gruppe der Zulassungsstudien lag die Anzahl kardialer Komplikationen geringfügig höher. Die Ereignisse waren jedoch nicht kausal auf das neue Gichtmittel zurückzuführen. Dennoch wird Patienten mit diagnostizierter bekannter KHK oder dekompensierter Herzinsuffizienz die Behandlung mit Febuxostat nicht empfohlen.

8.4 Patientenorientierte Pharmakotherapie

Gelingt es, den Patienten mit Allopurinol auf einen Harnsäurewert von unter 6 mg/dl einzustellen, und sind die Nebenwirkungen tolerabel, bestehen aus ökonomischen Gesichtspunkten nur geringe Gründe für eine Umstellung auf das hochpreisigere Febuxostat.

Für Patientengruppen mit folgenden Merkmalen stellt das neuere Febuxostat jedoch eine optimale Therapiealternative dar:

- Patienten mit Niereninsuffizienz,
- Therapieversager unter Allopurinol,
- Hautreaktionen unter Allopurinol,
- Wechselwirkungen mit der Begleitmediaktion,
- ACE-Hemmer-Therapie.

Tab. 8.4: Interaktionen der Urikostatika einfügen.

	Allopurinol	Febuxostat
Amoxicillin	x	
Ampicillin	x	
Azathioprim	x	x
Benzbromaron	x	
Captopril	x	
Ciclosporin	x	
Cumarine	x	
Mercaptopurin	x	x
Naproxen		
Phenytoin	x	
Probenecid	x	
Salicylate	x	
Sulfinpyrazon	x	
Theophyllin	x	
Vidarabin	x	
Zytostatika	x	

8.4.1 Uricosurica

Benzbromaron und Probenecid hemmen kompetitiv die tubuläre Rückresorption von Harnsäure und steigern so die Harnsäure-Exkretion. 5 bis 10 % aller Nierensteine werden durch Harnsäure verursacht. Uricosurika fördern die Ausscheidung von Harnsäure über die Nieren, steigern die renale Harnsäuremenge und erhöhen, zumindest bei eingeschränkter Nierenfunktion, die Gefahr von Nierensteinen. Auch deshalb sind sie Reservetherapeutika und in einigen Ländern nicht mehr zugelassen.

8.4.1.1 Benzbromaron
Benzbromaron büßt mit zunehmender Einschränkung der Nierenfunktion erheblich an Wirksamkeit ein. Unterhalb einer Kreatininclearance von 20–25 ml/min ist Benzbromaron gänzlich wirkungslos. Besonders bei hohen Harnsäurewerten muss die Substanz einschleichend dosiert werden, um eine akute Uratnephropathie zu vermeiden.

Tab. 8.5: Vergleich der Urikostatika.

	Allopurinol	Febuxostat
Dosierung bei Älteren	keine Daten verfügbar	keine Dosisanpassung erforderlich
Dosierung bei eingeschränkter Nierenfunktion	Gefahr der Verlängerung der Plasmahalbwertszeit. Überdosierung. möglichst die Plasma-Oxopurinolspiegel monitoren und unter 100 µmol/l (15,2 mg/l) halten Dosisberechnung unter www.dosing.de	keine Dosisanpassung bei leichter bis mittelschwerer Niereninsuffizienz
Dosis bei eingeschränkter Leberfunktion	Dosisreduktion bei eingeschränkter Leberfunktion. Monitoren!	keine Dosisanpassung bei leichter Leberfunktionsstörung erforderlich Bei leichter Leberfunktionsstörung ist die Dosis 80 mg Febuxostat. Monitoren!
Einnahmemodus	nach den Mahlzeiten	unabhängig
Warnhinweise	beim Auftreten von Überempfindlichkeitsreaktionen, z. B. Hautausschlag, sofort absetzen Gefahr einer schwereren Hypersensitivitätsreaktion (Stevens-Johnson-Syndrom, toxische epidermale Nekrolyse. Mit Diuretika oder ACE-Hemmern sollte wegen möglicherweise eingeschränkter Nierenfunktion bei diesen Patienten die Verabreichung von Allopurinol mit Vorsicht erfolgen	Bei Patienten mit ischämischer Herzkrankheit oder dekompensierter Herzinsuffizienz wird die Behandlung mit Febuxostat nicht empfohlen.
Prodrug	ja	nein
Interaktionsrisiko	hoch	gering

8.4.1.2 Probenecid

Probenecid kann bei Benzbromaron und/oder Allopurinol-Unverträglichkeit in Betracht gezogen werden. Bei Nierensteinen und Niereninsuffizienz ist die Gabe kontraindiziert. Das Apothekenteam sollte den Patienten bei der Abgabe deutlich darauf hinweisen, dass er sehr viel Flüssigkeit trinken muss. Mindestens zwei Liter sollten es sein. Gerade für ältere Patienten ist dies meist nicht zu schaffen. Wettkampfsportler dürfen Probenecid nicht einnehmen, es steht auf der Dopingliste verbotener Substanzen [10]. Probenecid verhindert die Ausscheidung von Anabolika über die Niere und erschwert so den Nachweis.

Die DEGAM macht Allopurinol zur ersten Wahl. Zweite Wahl ist Vitamin C als Alternative. Als Quelle hierfür ist eine Studie von Choi et al. aus dem Jahre 2009 genannt. Diese belegt, dass sehr hoch dosiertes Vitamin C das relative Risiko für

Gicht bei Männern um bis zu 45 % senken kann. Die beste Prävention lieferte eine Dosis von mindestens 1.500 mg des Vitamins. Die Arbeitsgruppe kam zu dem Schluss, dass „eine Erhöhung der Zufuhr an Vitamin C bei der Prävention von Gicht helfen [...] kann. 500 mg senken bei Männern das Risiko, an Gicht zu erkranken, um 17 Prozent." [11]. Eine neuere Studie belegt sogar die Wirkungslosigkeit von Vitamin C zur Harnsäuresenkung.

Literatur

[1] Flückiger A, Brühlmann P. Die Therapie der Gicht, Rheuma 44 (2009).
[2] Bastigkeit M. Analgetische Arzneistoffe, Govi Verlag, Eschborn (2009).
[3] Schumacher R. Randomised double blind trial of etoricoxib and indometacin in treatment of acute gouty arthritis. BMJ, June 22, (2002); 324, 1488–1492.
[4] Janssens HJ et al. Use of oral prednisolone or naproxen for the treatment of gout arthritis: a double-blind, randomised equivalence trial. Lancet 2008; 371, 1854–1860.
[5] Becker MA et al. Febuxostat Compared with Allopurinol in Patients with Hyperuricemia and Gout, N Engl J Med 2005; 353, 2450–2461.
[6] Hung IF, Wu AK, Cheng VC et al. Fatal interaction between clarithromycin and colchicine in patients with renal insufficiency: a retrospective study. Clin Infect Dis (2005); 41: 291–300.
[7] Becker MA et al. Febuxostat Compared with Allopurinol in Patients with Hyperuricemia and Gout N Engl J Med (2005); 353, 2450–2461.
[8] Chao J, Terkeltaub,R. A critical reappraisal of allopurinol dosing, safety, and efficacy for hyperuricemia in gout, Curr Rheumatol. Rep (2009); 11,135–140.
[9] Schumacher HR et al. Effects of febuxostat versus allopurinol and placebo in reducing serum urate in subjects with hyperuricemia and gout: A 28-week, phase III, randomized, double-blind, parallel-group trial, Arthritis Rheum 2008; 59,1540–1548.
[10] Gleixner A. Probenecid markedly reduces urinary excretion of ethinylestradiol and trimethoprim slightly reduces urinary excretion of clenbuterol, Food Additives and Contaminants 15 (1998), 415–420.
[11] Tappy L. Le K-A. Metabolic Effects of Fructose and the Worldwide Increase in Obesity. Physiol. Rev. 90(2010), 23–46.

Dieter Burchert

9 Ernährung, Kohlenhydratstoffwechsel und Hyperurikämie

9.1 Einleitung

In diesem Kapitel wird der Zusammenhang zwischen Hyperurikämie und Ernährung, Metabolischem Syndrom, Insulinresistenz, Diabetes mellitus Typ 2 und Fettleber (NAFLD) dargestellt. Nach Darlegung der metabolischen und biochemischen Veränderungen durch einen gesteigerten Zuckerkonsum wird der derzeitige Stand der Kenntnis zur Verknüpfung der biochemischen und metabolischen Veränderungen mit der Entwicklung kardiovaskulärer Veränderungen wie Atherosklerose, Insulinresistenz, Steigerung der *De-novo*-Lipogenese mit den Folgen einer Dyslipidämie, endothelialen Dysfunktion und Steatosis hepatis aufgezeigt. Die Mechanismen, die durch Fruktoseaufnahme und Harnsäureanstieg zur Entwicklung einer essentiellen Hypertonie führen, werden beschrieben. Nach neueren Daten kommt es zur Verschlechterung einer eingeschränkten glomerulären Filtrationsrate bei Vorliegen einer Hyperurikämie, und was ganz wichtig ist: Der Anstieg der Harnsäure geht der Entwicklung eines Metabolischen Syndroms, einer Insulinresistenz, einer Adipositasentwicklung und der Niereninsuffzienz in der Regel voraus. In den neuesten WHO-Leitlinien aus 2014 (WHO Draft guidelines: sugar intake for adults and children) wird als Konsequenz der weltweiten Adipositas- und Diabetesepidemie empfohlen, die Aufnahme von Zucker von derzeit 10 % der Tagesenergie auf 5 % der Tagesenergie zu begrenzen.

9.2 Hominidenentwicklung und Ernährung des Menschen

Vor über 15 Millionen Jahren ist es zu mehreren Punktmutationen des Urikase-Gens gekommen. Die damals lebenden Hominiden, insbesondere der Hominis Australopethicus, hat seine Fähigkeit verloren, den Metaboliten Harnsäure *in* Allantoin umzuwandeln. Eine Uricasedysfunktion oder fehlende Uricaseaktivität findet sich in größeren Menschenaffen und bei den Hominiden. Somit ist beim Menschen die Harnsäure das Endprodukt des Purinmetabolismus und muss aktiv renal ausgeschieden oder durch interstitielle Uricolyse abgebaut werden [1–3].

In der Jäger- und Sammlerperiode lieferten Kohlenhydrate in Form pflanzlicher Stärke den Hauptenergieanteil, gefolgt von ca. 15–20 % Fett und 15–20 % Eiweiß aus meist magerem Fleisch. Die Epoche der Ackerbauer vor ungefähr 10.000 Jahren umfasst ca. 300 Generationen und es findet sich eine stärkere Lieferung der Nahrungsenergie aus angebautem Getreide, Kartoffeln; der Fett- und Eiweiß-Anteil an der Tagesenergie liegt bei ca. 15 %. Hingegen zeigt sich beim modernen Menschen –

diese Epoche beinhaltet die letzten drei Generationen – ein deutlicher Wandel in der Ernährung. Der Anteil an Stärke pflanzlichen Ursprungs liegt nur noch bei ca. 30 % (Abb. 9.2). Hinzugekommen sind jedoch der Haushaltszucker (Saccharose) und eine große Vielfalt industriell gefertigter Lebensmittel mit Zuckerzusatz sowie seit Anfang der 1970er Jahre Fruktose aus dem Maisanbau (HFCS = high fructose corn syrup) [4]. Hier wird die Maisstärke in einem biochemischen Prozess zu einem Sirup verarbeitet, der einen hohen Anteil an Fruktose (ca. 55 %) enthält und in der Lebensmittelindustrie zum Süßen von Nahrung genutzt wird. Außerdem ist Obst verschiedener Sorten aus aller Welt ganzjährig verfügbar. Die Eiweißzufuhr des modernen Menschen ist durch die Masttierhaltung und ganzjährige Verfügbarkeit ebenfalls deutlich gestiegen. Parallel mit diesen Verschiebungen finden sich ein deutlicher Abfall in der Zufuhr an Ballaststoffen in der Nahrung von unter 20 g/Tag und eine massive Zunahme von Kochsalz in der Nahrung von unter 2 g/Tag bei den Jägern und Sammlern auf über 10 g Kochsalz/Tag beim modernen Menschen.

In einer umfangreichen Publikation aus 2012 [5] wird detailliert auf die pathophysiologischen Grundlagen des Metabolischen Syndroms eingegangen und eine daraus abgeleitete rationale Empfehlung zur Ernährungstherapie erarbeitet. Durch die Manifestation eines Metabolischen Syndroms steigt das relative Risiko für tödliche und nichttödliche kardiovaskuläre Ereignisse auf das Zweifache. Belegt ist, dass eine Lebensstilintervention und modifizierte Ernährung dieses Risiko deutlich senken können. In einem kritischen Review [6] aus 2015 erarbeiten internationale Experten eine klinische Rationale für eine kohlenhydratreduzierte vollwertige Ernährung und erläutern hierzu die Evidenzlage. In einem wissenschaftlichen Review in der Fachzeitschrift Cell [7, 25, 26] werden die klinischen und experimentellen Erkenntnisse zur Insulinresistenz, die gemeinsamen Pathomechanismen und die abweichenden Mechanismen der klinischen Entitäten wie Metabolisches Syndrom, essentielle Hypertonie, Dyslipidämie, nichtalkoholische Fettleberhepatitis und endothelialer Dysfunktion abgehandelt [24, 25].

9.3 Einteilung der Kohlenhydrate

In den nachfolgenden Abbildungen findet sich eine systematische Übersicht der verfügbaren Kohlenhydrate in unserer Ernährung (Abb. 9.1).

Wichtig hierbei ist zu wissen, dass Traubenzucker ein Monosaccharid (Aldohexose) darstellt, das schnell über die Mund- und Darmschleimhaut resorbiert wird und eine starke Insulinausschüttung bewirkt. Ein Gramm Traubenzucker liefert 4 kcal Energie.

Fruktose ist ebenfalls ein Monosaccharid (Ketohexose) mit einer etwa 1,2 bis 1,7-fach stärkeren Süßkraft im Vergleich zu Traubenzucker. Ein Gramm Fruktose liefert ebenfalls 4 kcal Energie, jedoch ist der Stoffwechselweg ein völlig anderer im Vergleich zum Traubenzucker. Da dieser Stoffwechselweg besonders im Kontext des

Zuckerarten
Einteilung der Kohlenhydrate

Kohlenhydrate werden unterteilt in:

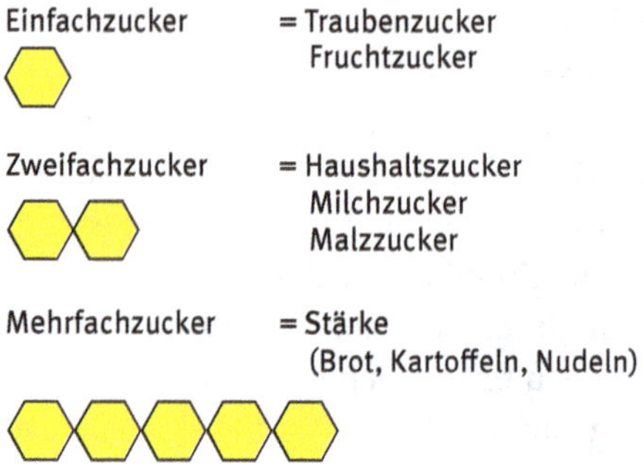

Einfachzucker   = Traubenzucker
                     Fruchtzucker

Zweifachzucker   = Haushaltszucker
                      Milchzucker
                      Malzzucker

Mehrfachzucker   = Stärke
                      (Brot, Kartoffeln, Nudeln)

Abb. 9.1: Einteilung der Kohlenhydrate.

Glukose	Fruktose
Einfachzucker (Monosaccharide)	enthalten in reifem Obst, Honig, gesüßten Joghurts, gezuckerten Fruchtsäften Limonaden, Glukose-Sirup in Nahrung (45–55% fruktosehaltig) etc.
Insulinabhängiger, intermediärer Stoffwechsel Insulin steigt Leptin steigt	Insulinunabhängiger, intermediärer Stoffwechsel Kaum Insulinanstieg Kaum Leptinanstieg

Abb. 9.2: Funktionelle Gegenüberstellung der beiden Monosaccharide Glukose und Fruktose [2, 4, 8, 9].

Metabolischen Syndrom und der Hyperurikämie relevant ist, wird er detailliert dargestellt. Wichtig ist hierbei der Hinweis, dass Fruktose im Gegensatz zu Glukose so gut wie gar nicht metabolisch reguliert wird [2, 4, 10, 11].

Im Haushaltszucker (Saccharose) – ein Disaccharid aus gleichen Anteilen Traubenzucker und Fruktose (Abb. 9.3) – sowie in vielen reifen Obstsorten und im Honig kommen die beiden Monosaccharide in einem Verhältnis von annähernd 1:1 vor. Raffinierte bzw. industriell hergestellte Fructose befindet sich hauptsächlich in Getränken (Softdrinks) und Fertiggerichten (Brot, Süßigkeiten, Fertigsoßen, Suppen, Konserven und vielen anderen). Auf den Angaben der Zutaten auf dem Etikett steht oft nur Sirup, womit meistens industriell verarbeiteter Maissirup gemeint ist. Da Fructose eine höhere Süßkraft als Glukose aufweist, wird in der Lebensmittelindustrie der Glukosegehalt von Sirup enzymatisch reduziert und gleichzeitig der Fruktosegehalt auf bis zu 90 % erhöht. So wird sog. HFCS-90 (*High Fructose Corn Syrup* = fructosereicher Maissirup) erhalten. Die Fruktosemenge in Obstsorten wie Apfel, Birne, Apfel-

Zweifachzucker (Disaccharide)

Haushaltszucker: Malzzucker: Milchzucker:

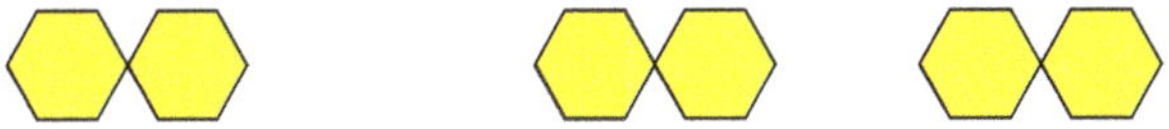

ca. 35 kg
„Zuckerverbrauch"
pro Kopf pro Jahr!!

Saccharose (Rohrzucker) =   Maltose =   Laktose =
Glukose + Fruktose   Glukose + Glukose Galaktose + Glukose

Abb. 9.3: Übersicht der Disaccharide [2, 4].

sine etc. liegt bei 5–10 g Fruktose pro 100 g Obst bei einer Gesamtzuckermenge von ca. 10–20 g Zucker (Glukose + Fruktose). Die aufgenommene Fruktosemenge in Süßgetränken und Limonaden spielt eine deutlich größere Rolle: So enthält ein Liter eines Süßgetränkes (Limonade) 50 g Zucker, ein Liter Apfelsaft 60 g Zucker und ein Liter Traubensaft 70 g gelösten Zucker, und jeweils die Hälfte davon ist das problematische Monosaccharid, die Fruktose [10–13].

Die gesamte pro Kopf zur Verfügung stehende Zuckermenge in Deutschland, einschließlich des Zuckers für die Non-Food-Verwendung, ist nach Einschätzung der Wirtschaftlichen Vereinigung Zucker (WVZ) seit über 40 Jahren mehr oder weniger konstant.

So bewegte sich der Pro-Kopf-Absatz von Zucker in den Jahren 1970/71 bis 2012/13 zwischen 33 und 37 kg Rohrzucker pro Jahr und lag im Durchschnitt bei 35 kg pro Kopf und Jahr (Quelle: www.zuckerinfo.de). In den USA beispielsweise liegen die Pro-Kopf-Mengen 2- bis 3-mal so hoch, somit bei 70 bis 85 kg Zucker pro Person und Jahr.

9.4 Intestinale Kohlenhydratresorbtion

Die Abb. 9.4 veranschaulicht die Resorption der beiden Monosaccharide im Dünndarm. Komplexere Kohlenhydrate und Stärke aus Reis, Kartoffeln, Brot und Nudeln werden mit Hilfe der stärkespaltenden Enzyme des Bürstensaums (Amylasen, Disaccharidasen etc.) verkleinert bis Mono- und Disaccharide vorliegen, die dann mithilfe spezieller Transporter in die Darmschleimhaut aufgenommen werden können.

Die **Glukose**moleküle des Traubenzuckers werden von einem spezifischen Transporter, dem SGLT-1 (sodium-glucose-linked-transporter), vermittelt (ernergieabhängig, Na-K-ATPase). Die treibende Kraft hierfür ist die auf der basalen und basolateren Seite der Enterozyten aktiven Natrium-Kalium ATPase. Hierbei wird ATP verbraucht, dafür werden Kaliumionen in die Enterozyten gepumpt und das zuvor mit Glukose apikal aufgenommene Natrium auf der basalen Seite in den arteriovenösen Pool transportiert. Die Glukose wird auf der basalen Seite des Enterozyten über einen GLUT2-Trans-

**Intestinale Kohlenhydratresorption
Glukose und Fruktose**

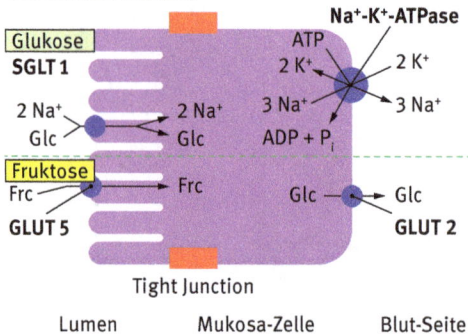

Abb. 9.4: Mechanismus der intestinalen Aufnahme von Glukose und Fruktose [4, 10, 13].

porter in die Kapillarstrombahn transportiert. Während der intestinalen Verdauung erfolgt die Auschüttung von aktivem GLP-1 aus den Enterozyten in das intestinale Lumen und gleichzeitig eine chemo-mechanische Reizung von Vagusafferenzen im Dünndarm-, aber auch im Dickdarmepithel. Über diese vagalen Afferenzen kommt es bereits vor der eigentlichen Kohlenhydratresorption zu einer vegetativen Stimulation der pankreatischen Alpha- und Betazellen (Hemmung der Glukagonausschüttung aus den Alphazellen und Steigerung der Insulinausschüttung aus den Betazellen). Die Glukoseaufnahme in die Hepatozyten erfolgt ebenfalls über GLUT2-Transporter. Im Zytosol der Leberzelle wird die Glukose insulinabhängig durch die Glukokinase (Hexokinase) phosphoryliert und damit intrazellulär gebunden und nachfolgend durch Glykolyse zu Pyruvat und dann ATP, H_2O und CO_2 abgebaut. Die Schlüsselenzyme der Glykolyse werden durch die Konzentration von Citrat und ATP gehemmt. Dadurch wird die Leberzelle bei energetischer Überladung vor glukotoxischen Effekten geschützt. Es kommt zu einer verminderte Aufnahme von Glukose in die Leberzelle, respektive bleibt die Glukose im Plasma erhöht. Ganz anders ist dies bei der Fruktose.

Die **Fruktose** wird auf der epithelialen Seite der Enterozyten über GLUT5-Transporter konzentrationsabhäng aufgenommen und auf der basalen Seite ebenfalls über GLUT2-Transporter in das Kapillarnetz transportiert. Das arteriovenöse Kapillarnetz des Dünndarms geht in das intestinale Venensystem über und mündet in die Portalvene, die das mit Nahrung angereicherte Blut direkt in die Leber zur weiteren Verstoffwechselung transportiert. Die Fruktose wird bis zu 75 % in der Leber verstoffwechselt, und die Aufnahme in die Leber und die weitere Metabolisierung sind unabhängig vom Hormon Insulin (!) im Gegensatz zur Metabolisierung der Glukose, die unter dem hormonellen Einfluss von Insulin, Adrenalin, Glukagon und den Metaboliten ATP und Citrat steht. Die restlichen 25 % der aufgenommenen Fruktose werden von Nierenzellen und den Adipozyten aufgenommen und metabolisiert. Fruktosekonsum stimuliert die Triglzerdsynthese der Leber (*De-novo*-Lipogenese) und begünstigt die Entstehung einer Fettleber (Abb. 9.5) [4, 11].

Einfluss der Fruktose auf den Stoffwechsel

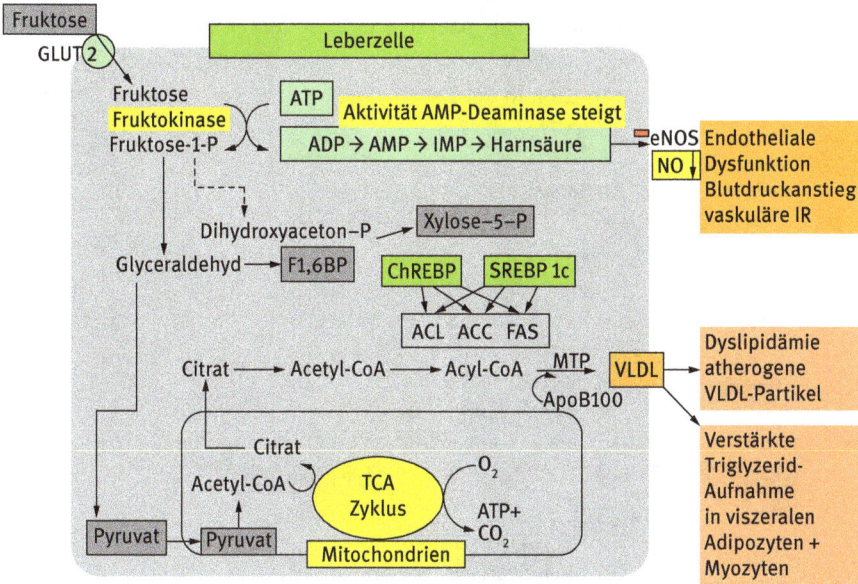

Abb. 9.5: Stoffwechsel der Fruktose in der Leberzelle [3, 11, 12, 14].

9.5 Kataboler Stoffwechsel der Monosaccharide

9.5.1 Kataboler Stoffwechsel der Fruktose, Harnsäurebildung

Die Fruktose wird in der Leber konzentrationsabhängig direkt über GLUT2-Transporter aufgenommen (Abb. 9.5). In einem energieverbrauchenden Reaktionsschritt wird die Fruktose im Zytosol der Hepatozyten durch die Fruktokinase phosphoryliert (ATP-Verbrauch). Die so aktivierte energiereichere Fruktose (Fruktose-1-Phosphat) wird somit für weitere Stoffwechselwege vorbereitet. Aus der Abbildung sind zwei wichtige parallel laufende Reaktionswege erkennbar. Je mehr Fruktose über GLUT2 aufgenommen wird, umso mehr ATP wird für die Phosphorylierung benötigt. Bei diesem Reaktionsschritt fallen dann vermehrt ADP (Adenosindiphosphat) und AMP (Adenosinmonophosphat) an. Eine höhere Konzentration von AMP aktiviert ein zytosolisches Enzym, die AMP-Deaminase. Dieses Enzym AMP Deaminase baut AMP (Adenosinmonophosphat) um zu Inosinmonophosphat und in einem weiteren Reaktionsschritt zu Inosin, dann über Hypoxanthin zu Xanthin und über die Xanthinoxidase zu dem Metaboliten Harnsäure (!) (Abb. 9.6), [4]. Die hierbei im Hepatozyten gebildete Harnsäure wird aktiv aus der Leber in die Blutbahn abgegeben, um dann renal ausgeschieden zu werden. Im Blut zeigt die Harnsäure direkte Effekte am Endothel. Die endotheliale NO-Synthetase (eNOS) wird direkt proportional zur Harnsäurekonzentration in ihrer Aktivität gehemmt und es wird infolgedessen weniger NO (Stickoxid bzw. Stickstoffmonoxid) synthetisiert und somit passager eine endotheliale Dysfunktion und hiermit einhergehend eine passagere vaskuläre Insulinresistenz induziert [7]. Zudem steigt die Harnsäurekonzentration in der Leberzelle an.

Fruktoseinduzierte Erhöhung der Serumharnsäure

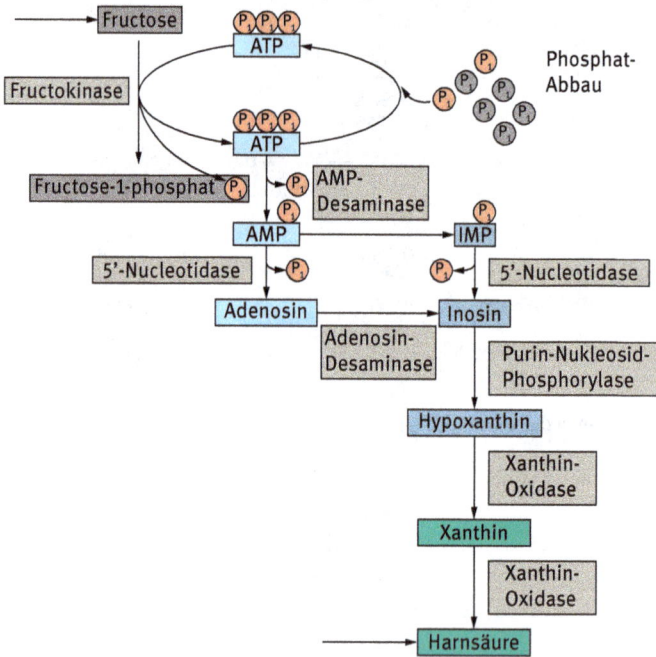

Abb. 9.6: Fruktosebedingte ATP-Deplettierung mit endogener Harnsäurebildung in der Leber [4, 8, 11]

Der weitere Stoffwechselweg wird in den Lehrbüchern der Biochemie detailliert beschrieben [1]. Zusammengefasst wird die aktivierte Fruktose (Fruktose-1-Phosphat) von einer Hexose (C6-Molekül) zu einer Triose (C3-Molekül) umgebaut, dem Glycerinaldehyd-3-Phosphat oder dem Dihydroxyacetonphosphat (Aldolase-B-Reaktion). Wichtig hierbei ist zu erwähnen, dass diese Reaktionsschritte beim Umbau der Fruktose im Leberstoffwechsel weder Insulin (noch Glukagon oder Adrenalin) benötigen noch sind dies Reaktionsschritte vom Energiestatus der Zelle (Citrat- oder ATP-Konzentration) abhängig, wie es für Glukose der Fall ist [4, 8, 11, 15].

Die beiden Triosen, Glycerinaldehyd-3-Phosphat und Dihydroxyacetonphosphat, werden – abhängig von der Aktivität verschiedener Schlüsselenzyme – u. a. auch zu Pyruvat abgebaut (Abb. 9.7). Pyruvat ist ein zentraler Metabolit im Intermediärstoffwechsel. Einen möglichen Weg bilden der Transport des Pyruvats in die Mitochondrien der Hepatozyten und der Umbau zu Acetyl-CoA sowie die Einmündung in den Citrat-Zyklus. Wird Energie im Körper benötigt, erfolgt der Abbau zu CO_2 und H_2O + ATP. Liegt jedoch ein Kalorienüberschuss vor, dann kumuliert das Acetyl-CoA. Überschüssiges Acetyl-CoA kann wieder aus den Mitochondrien heraustransportiert werden und dient im Zytosol als Metabolit für die Fettsäuresynthese. Als Folge dessen kommt es im Hepatozyten zu einer *De-novo*-Synthese von Triglyzeriden (Glycerin + neu synthetisierte Fettsäuren aus Acetyl-CoA), die mit Hilfe des mitochondrialen Transferproteins das Apoprotein B100 in das neu entstehende VLDL-Partikel transportiert. Diese in den Hepatozyten neu gebildeten VLDL-Partikel sind dicht gepackt mit Triglyzeriden und enthalten das Apoprotein B100, was die Atherogenität dieser Partikel erhöht.

In der Abb. 9.7 von Johnson et al. aus 2009 [3, 15] wird detailliert dargestellt, wie aus der Aufnahme von Glukose und Fruktose im intermediären Stoffwechsel sowohl ein Anstieg der Harnsäure möglich ist, gleichzeitig jedoch abhängig von der Gesam-

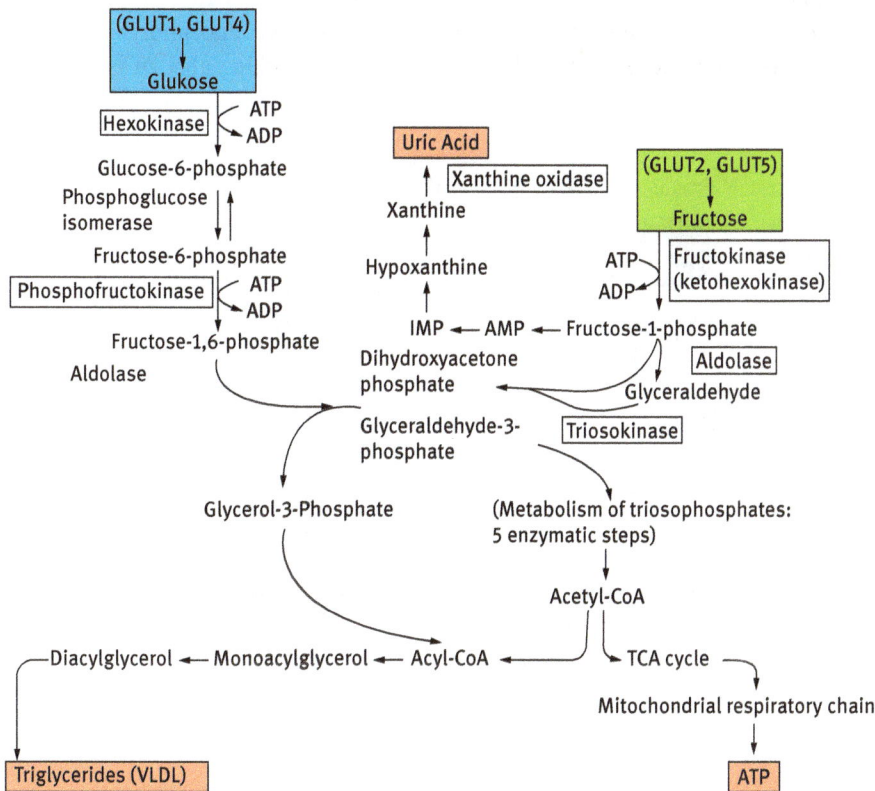

Abb. 9.7: Komplexe Darstellung des Glukose-Fruktose-Stoffwechsels mit Auswirkungen auf Harnsäure und Triglyzeride [15].

tenergiezufuhr das Stoffwechselgleichgewicht zugunsten einer klassischen Glykolyse verläuft und ATP gebildet wird. Es erklärt auch, dass bei Energieüberschuss eine *De-novo*-Lipidsynthese (und Fettspeicherung) erfolgt. Somit kann biochemisch nachvollzogen werden, wie eine übermäßige kohlenhydrathaltige Ernährung in Gewichtszunahme mündet und die Komponenten des metabolischen Syndroms erklärbar sind. Dies gilt auch für eine zu fetthaltige Ernährung respektive überkalorische Ernährung, unabhängig von der Verteilung der Makronutrienten.

9.5.2 Einfluss der Glukose und Fruktose auf die Harnsäurebildung, *De-novo*-Lipogenese

Aus der Abb. 9.8 geht nochmals deutlich hervor, dass die Glukoseaufnahme in die Leberzelle und die weitere Verstoffwechselung gut reguliert sind. Bei Energieüberschuss steigen die Konzentrationen von ATP und zytoplasmatischem Citrat an. Diese beiden Metabolite hemmen die Glykolyse in einer frühen Phase der Metabolisierung. Bei der Fruktose gibt es keine Rückkopplungshemmung dieser Art.

Der konzentrationsabhängige ATP-Verbrauch bei der Phosphorylierung der Fruktose stellt eine Besonderheit dar, da es in der Leberzelle dabei zu einer Phos-

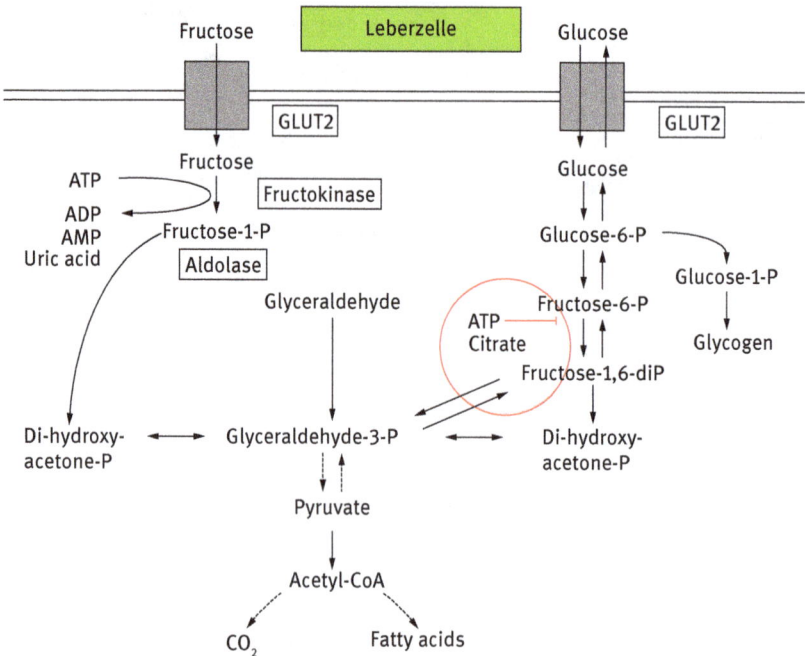

Abb. 9.8: Glukose und Fruktosestoffwechsel in der Leber, Synopse [4].

phatdeplettierung kommt, anders als im Skelettmuskel, wo ATP über Kreatinphosphat resynthetisiert wird. Daher sind Lebensmittel, die eine schnelle Resorption und Anflutung der Fruktose ermöglichen, wie Limonaden, zuckerhaltige Lebensmittel, sirupgesüßte Lebensmittel, gezuckerte bzw. gesüßte Joghurts etc., relevant für diesen Mechanismus [10, 13, 15].

Neu in der Betrachtung der Harnsäureeffekte im menschlichen Stoffwechsel sind die Wirkungen der Harnsäure innerhalb der Leberzelle, in und an der Muskelzelle und in und an der visceralen Fettzelle, siehe hierzu die Übersichtsarbeit von Johnson et al. [3, 15] und die Abbildung 9.9. Die Aufnahme von Fruktose in der Leberzelle verbraucht ATP, hierdurch kommt es abhängig von der Menge der aufgenommenen Fruktose zur Phosphatdepletion. Bei ansteigender Menge an Adenosinmonophasphat wird ein zytosolisches Enzym, die Adenosin-Monophosphat-Desaminase, aktiviert. Gleichzeitig kommt es zu einer Hemmung der Aktivität der Adenosin-Monophosphat-Kinase (AMPK), eines zellulären Energiesensors. Die AMPK reguliert die Energieaufnahme in Zellen.

Die steigenden intrazellulären Harnsäurespiegel stimulieren das Enzym Ketohexokinase (Schlüsselenzym für die Fruktoseaufnahme) mit der Folge, dass vermehrt Fruktose aufgenommen werden kann.

Die Leber ist bei steigender Harnsäurekonzentration in der Lage, die Harnsäure in den systemischen Kreislauf auszuscheiden, mit den dargestellten Effekten am Pankreas, am Skelettmuskel und an den visceralen Adipozyten (lokale interstitielle Inflammation). An allen diesen Organen löst die Harnsäure eine *Low-grade-Inflammation* aus [12, 13, 16–18] und die Fruktose wird als Substrat im Stoffwechsel der Hominiden identifiziert, das das Metabolische Syndrom induziert und eine Hypertonie induziert [13, 19].

In einer klinischen Studie an insgesamt 43 Kindern und Jugendlichen im Alter von 8–18 Jahren (unter Leitung von Prof. R. H. Lustig von der Universität von Kalifornien in San Francisco) [9], wurde eine isokalorische Ernährungsstudie über neun Tage durchgeführt. Das Besondere hierbei war, dass der Kohlenhydratanteil in der Ernährung von vorher 28 % der Tagesenergie auf 10 % reduziert und insbesondere der Anteil von Fruktose auf 4 % der Tagesenergie begrenzt wurde. Alle Kinder und jugendlichen Teilnehmer zeigten zu Beginn der Studie die typischen Merkmale eines Metabolischen Syndroms. Trotz fehlender Kalorienrestriktion nahmen die Teilnehmer innerhalb von nur neun Tagen durchschnittlich 0,9 kg ab. Der Stoffwechsel der Kinder veränderte sich deutlich in diesen neun Tagen: Der Nüchternblutzucker und die errechnete Insulinresistenz (HOMA) gingen um mehr als 50 % zurück. Auch der Fettstoffwechsel reagierte auf die Änderung der Ernährung. Die Nüchtern-Trigylzeride sanken um 46 %. Auch der diastolische Blutdruck sank um 5 mmHg. Hiermit ist durch ein klinische Beobachtungsstudie sehr deutlich aufgezeigt worden, dass die Menge an Saccharose und den beiden Monosacchariden Glukose und Fruktose als treibende Substrate für die Entwicklung eines Metabolischen Syndroms aufzufassen ist und das Begrenzen dieser Substrate sowie die Rückbildung in kürzester Zeit möglich sind [8, 9, 16].

Erhöhte Harnsäure als potentieller pathogenetischer Mechanismus für die
Entstehung von Insulinresistenz und Diabetes

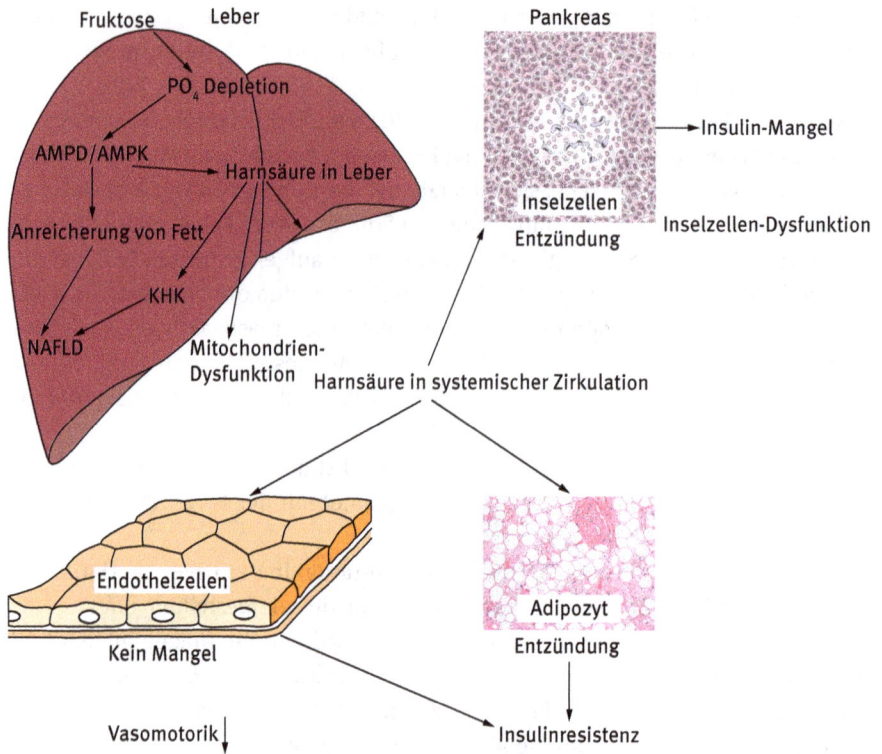

Abb. 9.9: Potenzielle pathogenetische Mechanismen für die Entstehung von Insulinresistenz, NAFLD und Diabetes mellitus Typ 2 durch erhöhte intrahepatische Harnsäurekonzentrationen [3, 11, 12, 15].

9.6 Vaskuläre Effekte der fruktoseinduzierten Harnsäurebildung, oxidativer Stress und endotheliale Dysfunktion

In der Übersichtsarbeit von Puddu P et al. [20] werden Mechanismen dargestellt, die die negativen Effekte der Harnsäure im Stoffwechsel erklären. Das Enzym Xanthinoxidoreduktase (XOR) kommt ubiquitär im Organismus vor, quantitativ am meisten am Endothel, jedoch auch in anderen Organen (Leber, Muskel, Fettgewebe, Auge u. v. a. m.). Die Xanthinoxidoreduktase enthält zwei aktive Bereiche, die unterschiedlich aktiviert werden. Die Xanthindehydrogenase (XDH) ist im Regelfall aktiv und metabolisiert Hypoxanthin und Xanthin zu Harnsäure. Die Xanthindehydrogenase ist niedrig affin zu Sauerstoff und hochaffin zum NAD+. Kommt es aber zu einem starken Konzentrationsanstieg von Hypoxanthin oder Xanthin im Rahmen des Purinabbaus oder bei der Neubildung von Harnsäure oder im Rahmen einer Ischämie (ATP-Deplettion), erfolgt durch Proteolyse oder Oxidation am Molekül der XOR eine Aktivierung des zweiten aktiven Bereichs, des der Xanthinoxidase (XO). Hierbei überträgt die Xanthinoxidase freiwerdende Elektronen auf den molekularen Sauerstoff unter Bildung eines Sauerstoffradikals (ROS: reactiv oxygen species), hier des Superoxidradikals. Dieses ist hochreaktiv und reagiert sehr schnell mit dem lokal verfügbaren Stickstoffmonoxid (NO) unter Bildung eines weiteren reaktiven Metaboliten, des Peroxynitrit (ONOO−). Peroxynitrit reagiert weiter mit lokalen Molekülen und experimentell konnte festgestellt werden, dass es zu einer Lipidperoxidation der Biomembranen kommt, aber auch Oxidationsreaktionen an den LDL- und HDL-Molekülen unter Bildung von atherogenem oxidiertem LDL und oxidiertem HDL auftreten. Das Superoxidradikal kann auch über die Superoxidismutase (SOD) und NADPH-Oxidase zu Wasserstoffperoxid (H_2O_2) inaktiviert und umgebaut werden [20, 21, 26]. In der Abbildung 9.10. findet sich eine Übersicht der Reaktionswege und die Bildung von Superoxidanion und Peroxynitrit.

Das entscheidende hierbei ist, dass lokales Stickstoffmonoxid verbraucht und in reaktives Peroxynitrit umgebaut wird. Die funktionellen Folgen hiervon sind messbare Veränderungen am Endothel mit einer geringeren Vasodilationsfähigkeit des Endothels, einer Zunahme der Insulinresistenz (metabolisch und vaskulär) und einer Zunahme der Pulswellengeschwindigkeit, was klinisch mit einer erhöhten Gefäßsteifigkeit assoziiert ist [10, 14, 15, 20, 22, 23].

Wie erklären sich die negativen Effekte der Harnsäure?

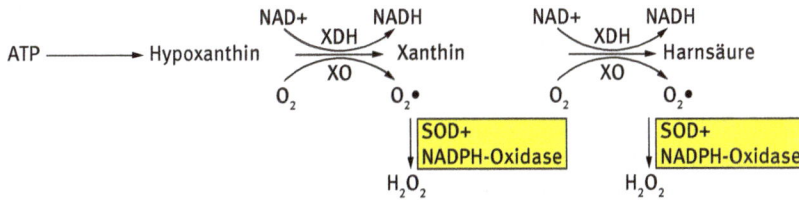

→ Harnsäure führt zur einer verminderten NO-Synthese in den Endothelzellen. Dadurch geringere lokale NO Bioverfügbarkeit
→ Das neu gebildete Superoxidradikal ist hochreaktiv und reagiert sofort mit dem vorhandenem Stickstoffmonoxid (NO) unter Bildung von Peroxynitrit (ONOO−). NO-Konzentration lokal noch niedriger. ONOO− → u.a. Lipidperoxidation (oxLDL,oxHDL,etc.)
→ Gefäßkonstriktion infolge endothelialer Dysfunktion
→ Insulinresistenz (vaskulär und metabolisch) nimmt zu
→ Erhöhung der Gefäßsteifigkeit und mehr oxLDL, oxHDL

Abb. 9.10: Oxidativer Stress und Effekte der Harnsäure auf die Endothelfunktion [19, 20].

9.7 Fazit

In den letzten Jahrzehnten ist es zu einer Zunahme des Kohlenhydratanteils in der Ernährung gekommen. Die Verdreifachung des Zuckerkonsums (gestiegener Anteil an Glukose, Fruktose, Saccharose in Lebensmitteln) in den Industrienationen hat dabei wesentlich Anteil an der Zunahme der Inzidenz der Adipositas. Besonders die Fruktose und deren Abbau stellen eine Verknüpfung zum metabolisch-vaskulären Syndrom und zur Hyperurikämie dar [11–13, 17]. Verdeutlicht man sich die zugrundeliegenden biochemischen Zusammenhänge, ist der Konsum von Süßwaren und Limonaden sowie der Verbrauch von siruphaltigen Lebensmitteln (industrieller Maiskornsirup als Lebensmittelzusatz) relevant für die Entwicklung chronischer Erkrankungen wie die viszerale Adipositas, die Entwicklung des Typ-2-Diabetes mellitus und die essentielle arterielle Hypertonie. Diesen chronischen Erkrankungen ist eine metabolisch induzierte, chronische Inflammation gemeinsam [16, 18, 20, 21].

Literatur

[1]   Johnson R, Andrews P, Benner S and Oliver W. The evolution of obesity: insights from the mid-miocene, Transactions of the American Clinical And Climatological Association, Vol. 121, 2010, 295–308.
[2]   Basciano H, Federico L und Adell K. Review: Fructose, insulin resistance and metabolic dyslipidemia, Nutrion & Metabolism, 2005;21;2(1):5.
[3]   Johnson R, Nakagawa T et al. Fructose as a cause of Type 2 Diabetes, Endocrine Reviews, 2009, 30 (1), 96–116.
[4]   Tappy L, LÉ K-A, Physiol Rev 90, 23–46, 2010; Metabolic effects of Fructose and the worldwide increase in Obesity.
[5]   Ströhle A, Worm N. Metabolisches Syndrom, Pathophysiologische Grundlagen und rationale Empfehlung zur Ernährungstherapie, Deutsche Apotheker Zeitung 2012, 152(48).
[6]   Feinman R, Bernstein R, Westman E et al. Nutrition 31 (2015), 1–13, dietary carbohydrate restriction as the first approach in diabetes management: critical review and evidence base.
[7]   S. Varman, G. Shulman, Cell 148, (2012), 852–867; Mechanisms for insulin resistance: common threads and missing links.
[8]   Weiss R, Bremer A, Lustig R, Ann. N.Y. Academ Sci 1281 (2013), 123–140, What is metabolic syndrome, and why are children getting it?
[9]   Lustig RH, Mulligan K, Noworolski S et. al. Obesity, 26 OCT 2015, 1–8; Fructose Restriction and Metabolic Improvement in Children with Obesity and Metabolic Syndrome.
[10] Lustig R, Journal of The American Dietetic Association, 2010, Vol. 110 (9), 1307–1316; Fructose: Metabolic, Hedonic and Societal. Parallels with Ethanol.
[11] Lustig R, American Society for Nutrition, Adv. Nutr. 4, 226–235, 2013; Fructose: It´s "Alcohol without the Buzz".
[12] Johnson R, Nakagawa T, Sanchez-Lozada L et al. Diabetes, Vol. 62 (2013), 3307–3315; Sugar, uric acid and the etiology of diabetes and obesity, in perspectives in diabetes.
[13] Khitan Z, Hyun-Kim D. Journal of Nutrition and Metabolism, Vol. 2013, 1–12; Review Article: Fructose: A Key Factor in the Development of Metabolic Syndrome and Hypertension.

[14] Brown C, Dullo A, Yepuri G and Montani J. Am J Physiol Regul Comp Physiol 294: R737, 2008; Fructose ingestion acutely elevates blood pressure in healthy young humans.

[15] Johnson R, Perez-Pozo S et al. 2009, Endocrine Review 30(1), 96–116, Hypothesis: Could Excessive Fructose Intake and Uric Acid Cause Type 2 Diabetes?

[16] Ruiz-Nunez B, Pruimboom L, Dijck-Brouwer D, Muskiet F. Journal of Nutritional Biochemistry 24 (2013), 1183–1201; Lifestyle and nutritional imbalances associated with Western diseases: causes and consequences of chronic systemic low-grade inflammation in an evolutionary context.

[17] Than N, Newsome,P.Atherosclerosis 239 (2015), 192–202; Review: A concise review of non-alcoholic fatty liver disease.

[18] Lim S, Jung Oh T, Kon Koh K. International Journal of Cardiology 201 (2015), 408–414; Review: Mechanistic link between nonalcoholic fatty liver disease and cardiometabolic disorders.

[19] Wallner M, Hyperton J. Hyperurikämie: Bloß Marker oder unabhängiger Risikofaktor für Hypertonie und andere kardiovaskuläre Erkrankungen? 2009; 13(4), 16–20.

[20] Puddu P, Puddu G, Muscari A et al. Journal of Cardiology (2012) 59, 235–242 Review: The relationship among hyperuricaemia, endothelial dysfunction and cardiovascular disease: molecular mechanisms and clinical implications.

[21] Paneni F, Beckman J, Creager M, Cosentino F. Eur Heart Journal (2013), 1–11; Clinical update: Diabetes and vascular disease: pathophysiology, clinical consequences and medical therapy, part 1.

[22] Arora S, Saini V. World Journal of Diabetes, 2010; 1(3), 68–75; Molecular mechanisms of insulin resistance in type 2 diabetes.

[23] Dergis A.KT. Archives Medical Review Journal 2015; 24(1),19–40; Review of Concepts and Controversies of uric acid as Antioxidant and Pro-Oxidan.

[24] Uric Acid and Evolution, Bonifacio Alvarez-Lario, Jesus Macarron-Vicente, Rheumatology. 2010;49(11),2010–2015.

[25] Àlvarez-Lario B, Macarròn-Vicente J. Q J Med 2011; 104, 1015–1024; Is there anything good in uric acid? , Oxfordjournals.

[26] Rask-Madsen C, Kahn C. Arterioscler Thromb Vasc Biol 2010, 2052–2059; Tissue-specific Insulin signaling, metabolic syndrome and cardiovascular disease.

Jan T. Kielstein

10 Harnsäuresenkung bei niereninsuffizienten Patienten mit Hyperurikämie – Laborkosmetik oder pathophysiologisch sinnvolle Therapie?

„AVON is the company that stands for beauty, innovation and optimism...." – so steht es auf der Webseite eines der weltweit größten Kosmetikunternehmen (Produkte von AVON sind nachfolgend *kursiv* hervorgehoben). Innovation und Optimismus finden sich auch in der Medizin häufig – ebenso wie anhaltend neue Trends. Im Jahr 1969 veröffentlicht Kilmer S. McCully seine Hypothese, die Homocystein mit Herzkreislauferkrankungen in Zusammenhang brachte [1]. Es folgten erdrückend evidente epidemiologische Daten, die Homocystein die kardiovaskuläre Morbidität und Mortalität vorhersagen ließen. Es wurden groß angelegte Interventionsstudien durchgeführt, die zu einer Ernüchterung führten, denn trotz einer dramatischen Senkung des Homocysteins durch Folsäure und Vitamin B kam es nicht zu der erwarteten Reduktion kardiovaskulärer Endpunkte [2]. Heute wissen wir, dass Homocystein ein guter Marker für die Nierenfunktion, aber kein unabhängiger kardiovaskulärer Risikofaktor ist [3]. In der MDRD-Studie war Homocystein nicht mehr prädiktiv für kardiovaskuläre Ereignisse, wenn die GFR mit in die Analyse einbezogen wurde [4]. Der *„Glimmerstick Diamond"* der Herzkreislauf-Forschung wurde zum *„Super Shock MAX"* enttäuschter Forscher, Kliniker und Patienten.

„Big and Daring" soll es daher nicht sein, sondern eher *„Extra Lasting"* mit der „alten neuen" Substanz Harnsäure – deren Effekt auf Herz und Nieren in den letzten Jahren in den Mittelpunkt des Interesses von Nephrologen und Kardiologen gerückt ist.

98 % der glomerulär filtrierten Harnsäure werden im menschlichen Organismus durch die tubuläre Rückresorption zurückgehalten, nur 2 % der Harnsäure werden direkt ausgeschieden. Hinzu kommt die aktive Sezernierung von ca. 8 % der filtrierten Harnsäure. Ähnlich wie der Granatapfel, der gerne Shampoos als Antioxidans hinzugefügt wird, ist auch Harnsäure ein Antioxidans – es hat die höchste Konzentration aller Antioxidanzien im Blut und reagiert bevorzugt mit Sauerstoff-Radikalen. Aber zu viel von einer guten Sache kann auch schlecht sein, so ist es in einer ausführlichen Übersichtsarbeit zur Bedeutung der Harnsäure für kardiovaskuläre und renale Erkrankungen jüngst zusammengefasst worden [5]. Nehmen wir den *„Foundation Pinsel"* und fangen von vorn an.

Der mögliche Zusammenhang zwischen pathologischer Gefäßfunktion (Hypertonie und Nierenfunktionseinschränkung) sowie der Störung des glomerulären Filtersystems (Proteinurie) und der Harnsäure wurde bereits vor langer Zeit beschrieben. Im Jahre 1941 berichteten britische Geburtshelfer, dass präeklamptische Patientinnen im Gegensatz zu gesunden Schwangeren signifikant höhere Harnsäurewerte aufwiesen. Es ist auch die erste Publikation, bei der ein Grenzwert von 6 mg/dl Harnsäure als maßgeblich angesehen wurde.

Diverse epidemiologische Daten zeigen, dass Hyperurikämie und Nierenfunktionseinschränkung und/oder Albuminurie miteinander assoziiert sind. In einer Studie an 3.212 Typ-II-Diabetikern litten die hyperurikämen Patienten signifikant häufiger an einer diabetischen Nephropathie als die Patienten mit normaler Harnsäure (68,3 % vs 41,5 %). Harnsäure war hier unabhängig von anderen Faktoren mit einer diabetischen Nephropathie assoziiert [6]. Aber nicht nur Querschnittsstudien zeigen den Zusammenhang zwischen Harnsäure und Nierenkrankheiten, sondern auch prospektive Arbeiten belegen, dass Harnsäure prädiktiv für die spätere Entwicklung einer chronischen Nierenkrankheit ist, wie eine Zusammenfassung von 18 klinischen Studien mit insgesamt 431.000 Patienten eindrucksvoll belegt [7]. Im Rahmen der *German-Chronic-Kidney-Disease*-Studie, die > 5.000 Patienten mit einer Nierenfunktionseinschränkung untersuchte, zeigte sich bei der Baselineuntersuchung, dass die Häufigkeit von Hyperurikämie und Gicht mit abnehmender Nierenfunktion (bei eGFR ≥ 60 ml/min 30 % bzw. 16,0 %, bei eGFR < 30 ml/min 73 % bzw. 35,6 %) anstieg [8].

Haben wir es also mit einer Assoziation zwischen Hyperurikämie und Nierenfunktionseinschränkung oder einer Kausalität zu tun? Kang und Mitarbeiter setzten hier 2002 die wissenschaftliche *„Entwirrbürste"* an. Sie zeigten dass 5/6 nephrektomierte Ratten (ein Modell der chronischen Nierenschädigung) mit ausgeprägter Hyperurikämie einen höheren Blutdruck, eine höhere Proteinurie und eine schlechtere Nierenfunktion gegenüber den Tieren aufwiesen, die allein 5/6 nephrektomiert wurden [9]. Wurden die Tiere mit einem Xanthinoxidaseinhibitor behandelt, konnte der Progress der Nierenfunktionsverschlechterung verlangsamt werden. Dies funktioniert auch beim Menschen. In einer kleinen randomisierten prospektiven Studie an 113 Patienten mit CKD-Stadium 3 konnte zumindest gezeigt werden, dass die Senkung der Harnsäure mit dem Xanthinoxidaseinhibitor Allopurinol (100 mg/d) nicht nur zu einer Stabilisierung der GFR über einen Zeitraum von zwei Jahren, sondern auch zu einer Abnahme der Proteinurie führte [10]. Darüber hinaus zog die Gabe des Xanthinoxidaseinhibitors eine Reduktion der kardiovaskulären Ereignisse nach sich. Aber nicht alle Studien können die Verlangsamung der CKD-Progresion durch Allopurinol bestätigen [11].

Febuxostat, ein selektiver Inhibitor der Xanthinoxidase, könnte hier nicht nur in Bezug auf seine harnsäuresenkende Potenz effektiver sein. In einer retrospektiven Analyse von 551 Gichtpatienten verminderte Febuxostat den Abfall der eGFR [12]. Auch der antiproteinurische Effekt von Febuxostat scheint ausgeprägter zu sein als der von Allopurinol [13]. Das wissenschaftliche Äquivalent von *„Ideal Flawless"* ist eine prospektive randomisierte kontrollierte Studie, die diesen Sachverhalt untersucht. Diese wird gegenwärtig an 400 CKD-3-Patienten durchgeführt, die nie unter Gicht litten, aber alle hyperurikäm sind. Primärer Endpunkt des Vergleichs zwischen Placebo und Febuxostat ist die Rate des Nierenfunktionsverlustes über einen Zeitraum von zwei Jahren [14]. Diese Studie, deren Follow-up am 31.01.2016 endete, wird entweder ein *„Lasting Smile"* auf die Gesichter derer zaubern, die von dem pathophysiologischen Ansatz bereits jetzt überzeugt sind, oder diesen einen *„Super Shock*

Max" bescheren. Aller Wahrscheinlichkeit nach wird es aber auf ein *„Strengthen & Protect"*, also weitere Studien, hinauslaufen, da das pathophysiologische Konzept und der Mangel und die die CKD-Progression vermindernden Interventionen Antworten von uns fordern. Ob und wann das *„Ultimate Volume"* von Daten verfügbar sein wird, ist unklar. Es wird schwer werden, den Patienten diesen Therapieweg bis dahin vorzuenthalten, insbesondere bei Patienten, bei denen bereits alle verfügbaren Therapieoptionen ausgereizt sind. Was könnte uns abhalten? Nebenwirkungen. Allopurinol ist bei eingeschränkter Nierenfunktion vorsichtig (mit Dosisreduktion) zu verabreichen, um Toxizitäten zu vermeiden [15]. Febuxostat ist trotz verfügbarer positiver Daten [16] nur bis zu einer GFR von minimal 30 ml/min zugelassen. Aber auch die fehlende Rezeptierbarkeit kann ein Problem darstellen. Selbst bei klinisch manifester Gicht muss man erst zwei Gichtanfälle erlitten haben, bevor eine medikamentöse Senkung der Harnsäure erstattet wird, was vielleicht erklärt, dass auch in der GCKD-Studienpopulation nicht jeder Patient mit Gicht therapiert wurde. Ob dieses *„On-duty-light"*-Konzept den uns anvertrauten Patienten zum Vorteil gereicht, darf bezweifelt werden. Harnsäuresenkung zur „Laborkosmetik" ist nicht sinnvoll! Für Patienten mit CKD könnte die Senkung der Harnsäure (< 6 mg/dl/< 360 µmol/l) jedoch eine Progressionsverlangsamung bedeuten. Es ist zu hoffen, dass es kein *„Bubble Bath"* wird – wie beim Homocystein. David H. McConnell, der Gründer von AVON, hatte neben vielen Kosmetika auch eine wichtige Weisheit in seinem Gepäck:

> If we stop and look over the past and then into the future, we can see that the possibilities are growing greater and greater every day; that we have scarcely begun to reach the proper results from the field we have before us.

Literatur

[1] McCully KS. Vascular pathology of homocysteinemia: implications for the pathogenesis of arteriosclerosis. *Am J Pathol* 1969; 56, 111–128.
[2] Bonaa KH, Njolstad I, Ueland PM *et al.* Homocysteine lowering and cardiovascular events after acute myocardial infarction. *N Engl J Med* 2006; 354, 1578–1588.
[3] Kielstein JT, Salpeter SR, Buckley NS, Cooke JP, Fliser D. Two cardiovascular risk factors in one? Homocysteine and its relation to glomerular filtration rate. A meta-analysis of 41 studies with 27,000 participants. *Kidney Blood Press Res* 2008; 31, 259–267.
[4] Menon V, Sarnak MJ, Greene T *et al.* Relationship between homocysteine and mortality in chronic kidney disease. *Circulation* 2006; 113, 1572–1577.
[5] Borghi C, Rosei EA, Bardin T *et al.* Serum uric acid and the risk of cardiovascular and renal disease. *J Hypertens* 2015.
[6] Yan D, Tu Y, Jiang F *et al.* Uric Acid is independently associated with diabetic kidney disease: a cross-sectional study in a chinese population. *PLoS One* 2015; 10: e0129797.
[7] Johnson RJ, Nakagawa T, Jalal D, Sanchez-Lozada LG, Kang DH, Ritz E. Uric acid and chronic kidney disease: which is chasing which? *Nephrol Dial Transplant* 2013; 28, 2221–2228.

[8] Jing J, Kielstein JT, Schultheiss UT *et al.* Prevalence and correlates of gout in a large cohort of patients with chronic kidney disease: the German Chronic Kidney Disease (GCKD) study. *Nephrol Dial Transplant* 2015; 30, 613–621.

[9] Kang DH, Nakagawa T, Feng L *et al.* A role for uric acid in the progression of renal disease. *J Am Soc Nephrol* 2002; 13, 2888–2897.

[10] Goicoechea M, de Vinuesa SG, Verdalles U *et al.* Effect of allopurinol in chronic kidney disease progression and cardiovascular risk. *Clin J Am Soc Nephrol* 2010; 5, 1388–1393.

[11] Bose B, Badve SV, Hiremath SS *et al.* Effects of uric acid-lowering therapy on renal outcomes: a systematic review and meta-analysis. *Nephrol Dial Transplant* 2013.

[12] Whelton A, MacDonald PA, Zhao L, Hunt B, Gunawardhana L. Renal function in gout: long-term treatment effects of febuxostat. *J Clin Rheumatol* 2011; 17, 7–13.

[13] Sezai A, Soma M, Nakata KI *et al.* Comparison of febuxostat and allopurinol for hyperuricemia in cardiac surgery patients with chronic kidney disease (NU-FLASH trial for CKD). *J Cardiol* 2015.

[14] Hosoya T, Kimura K, Itoh S *et al.* The effect of febuxostat to prevent a further reduction in renal function of patients with hyperuricemia who have never had gout and are complicated by chronic kidney disease stage 3: study protocol for a multicenter randomized controlled study. *Trials* 2014; 15, 26.

[15] Hande KR, Noone RM, Stone WJ. Severe allopurinol toxicity. Description and guidelines for prevention in patients with renal insufficiency. *Am J Med* 1984; 76, 47–56.

[16] Shibagaki Y, Ohno I, Hosoya T, Kimura K. Safety, efficacy and renal effect of febuxostat in patients with moderate-to-severe kidney dysfunction. *Hypertens Res* 2014; 37, 919–925.

Klaus Krüger

11 Gicht und Komorbiditäten

Komorbiditäten kommen bei Gichtpatienten bereits im frühen Stadium der Erkrankung in rund einem Drittel der Fälle (und damit im gematchten Vergleich signifikant häufiger als in der Normalbevölkerung) vor – im Zehnjahresverlauf weisen Gichtpatienten für Charlson-Scores von 1–2, 3–4 und ≥ 5 eine Odds-Rate von 1,39, 1,89 und 2,51 im Vergleich zur Normalbevölkerung auf [1].

Unter den assoziierten Komorbiditäten spielen kardiovaskuläre, renale und metabolische Erkrankungen bei weitem die wichtigste Rolle. Im 2007–2008 in den USA durchgeführten National Health and Nutrition Examination Survey (NHANES) wurde unter 5707 Teilnehmern bei 3,9 % eine Gicht ermittelt [2] – die Häufigkeit dieser Komorbiditäten bei Gicht im Vergleich zur alters- und geschlechtsadjustierten Kontrollgruppe ohne Gicht ist in Tab. 11.1 dargestellt.

Nachfolgend wird ausführlich auf diese Komorbiditäten eingegangen, im Anschluss kurz auf den möglichen Bezug zu neurologischen Erkrankungen. Der Vollständigkeit halber ist anzumerken, dass für eine Reihe weiterer Erkrankungen eine Verbindung zur Gicht nachgewiesen ist [3]. So ist das Gichtrisiko bei hämatologischen Malignomen, Psoriasis und Sichelzellanämie, Krankheiten mit erhöhtem Zell-Turnover, z. T. erheblich erhöht. Außerdem zeigten mehrere Studien einen Bezug zur Hypothyreose.

11.1 Kardiovaskuläre Erkrankungen

11.1.1 Hypertonie

Eine Assoziation zwischen Gicht bzw. Hyperurikämie und Hypertonie wurde in einer Vielzahl von Kohorten-Studien gezeigt, am ausgeprägtesten in der oben dargestellten NHANES-Studie [2]. Hier fand sich neben der Prävalenz von 74 % bei Gicht auch eine von 47 % bei Patienten mit asymptomatischer Hyperurikämie (im Vergleich zu 24 % ohne Hyperurikämie). In einem systematischen Review mit Metaanalyse wurden 18 prospektive Kohortenstudien erfasst [4]. Nach Adjustierung zeigte die Hyperurikämie eine Risikorate von 1,41 für inzidente Hypertonie. Adjustiert fand sich hier ein relatives Risiko (RR) von 1,13 pro Harnsäure-Anstieg um 1 mg/dl, tendenziell bei Frauen höher. Diese Ergebnisse wurden durch eine zweite Metaanalyse aus acht prospektiven Studien [5] bestätigt, hier lag das RR für Hypertonie beim Vergleich der höchsten mit der niedrigsten Harnsäure-Quartile (> 10 mg/dL vs. < 4 mg/dL) bei 1.55. In einigen kleinen RCTs bei Jugendlichen konnte ein blutdrucksenkender Effekt von harnsäuresenkenden Medikamenten gezeigt werden, diese Ergebnisse sind jedoch laut einem Cochrane-Review noch nicht aussagekräftig genug, um diese Therapie für Hypertoniker zu empfehlen [6].

Tab. 11.1: Prävalenz der wichtigsten Komorbiditäten in NHANES 2007–2008, Gicht vs. keine Gicht (modifiziert nach 2).

Komorbidität	Prävalenz bei Gicht	Prävalenz bei Patienten ohne Gicht	Alters- und geschlechts-adjustierte Oddsrate
Hypertonie	73,9 %	28,9 %	4,19 (2,75–6,39)
Adipositas	53,3 %	32,8 %	2,35 (1,55–3,57)
Diabetes	25,7 %	7,8 %	2,36 (1,49–3,73)
Myokardinfarkt	14,4 %	2,9 %	2,37 (1,54–3,65)
Herzinsuffizienz	11,2 %	2,0 %	2,68 (1,88–3,83)
Schlaganfall	10,4 %	2,9 %	2,02 (0,98–4,19)
Chronische Niereninsuffizienz ≥ 2	71,1 %	42,1 %	1,75 (1,23–2,49)
Chronische Niereninsuffizienz ≥ 3	19,9 %	5,2 %	2,32 (1,65–3,26)

11.1.2 Koronare Herzerkrankung und periphere arterielle Verschlusskrankheit

Eine erhöhte Prävalenz für Myokardinfarkt wurde in NHANES für 14 % der Gichtpatienten (vs. 3 % ohne Gicht) und für 5,7 % der hyperurikämischen Patienten (OR 1,21 im Vergleich zu Patienten ohne Hyperurikämie) gezeigt [2]. Ein systematischer Review mit Metaanalyse ermittelte aus 26 Studien eine kleine, aber signifikante Risikoerhöhung [7], das RR für Hyperurikämiker lag nach Adjustierung bei 1,09 für KHK-Inzidenz und 1,16 für KHK-Mortalität. Hohe vs. niedrige Harnsäure-Werte waren in einem systematischen Review mit Metaanalyse ein Prädiktor für das Auftreten von *Major Adverse Cardiac Events* (MACE) mit einer OR von 2,46, sie waren außerdem mit einer erhöhten Kurzzeitmortalität durch Myokardinfarkt mit OR 3,24 verknüpft [8]. Das Risiko dürfte für Patienten mit manifester Gicht sowie für Frauen im Vergleich zu Männern höher liegen: In einer bevölkerungsbasierten Studie mit Patienten > 65 Jahre lag das RR für Myokardinfarkt bei Frauen mit vs. ohne Gicht bei 1,39, bei Männern nur bei 1,11 [9].

Die Datenlage zur peripheren AVK ist wesentlich dünner als zur KHK. In einer Studie mit der Auswertung von Daten aus dem Multiple risk factor intervention trial [10] fand sich nur für Patienten mit manifester Gicht, nicht aber für solche mit Hyperurikämie, ein signifikant erhöhtes AVK-Risiko (OR 1,33 bzw. 1,23).

11.1.3 Cerebrovaskuläre Erkrankung

Der Zusammenhang zwischen Hyperurikämie und Schlaganfallrisiko wurde in einem systematischen Review mit Metaanalyse abgehandelt, der 25 Studien beinhaltete [11]. Schlaganfall-Inzidenz (RR 1,22) und -Mortalität (RR 1,33) erwiesen sich hier als signifikant erhöht. In der oben dargestellten NHANES-Untersuchung [2] war die Schlaganfall-Inzidenz sowohl bei Gicht (OR 2,02) als auch bei Hyperurikämie (OR 1,74) im Vergleich zur Normalbevölkerung deutlich erhöht.

11.1.4 Herzinsuffizienz (HI)

Ein systematischer Review mit Metaanalyse beschäftigte sich mit dem Zusammenhang zwischen Hyperurikämie und Inzidenz (fünf Studien) bzw. Prognose (28 Studien) der HI [12]. Die Hazardrate (HR) für das Auftreten der HI lag im Vergleich zu Patienten ohne Hyperurikämie bei 1,65, für generelle Mortalität bei 2,15 und für CV-Mortalität bei 1,45. Pro Harnsäure-Anstieg um 1 mg/dl nahm die Wahrscheinlichkeit für das Auftreten einer HI um 19 % zu. In einer weiteren Metaanalyse mit Einschluss von sechs Studien betrug das RR für die Gesamtmortalität bei Harnsäure > 6,5 vs. < 6,5 mg/dl 2,13 [13]. Ab Harnsäure 7,0 mg/dl ergab sich ein signifikanter linearer Zusammenhang zwischen Harnsäure-Wert und Mortalität. In NHANES zeigte die Prävalenz der HI bei Gicht im Vergleich zu Gesunden ein nahezu sechsfach erhöhtes Ausmaß [2].

Eine prospektive Kohortenstudie legte einen Zusammenhang zwischen Hyperurikämie und der Inzidenz von Vorhofflimmern offen [14]. In der obersten im Vergleich mit der niedrigsten Harnsäure-Quartile ergab sich bei Frauen eine Risikosteigerung um 76 %, bei Männern um 49 %.

11.2 Metabolische Erkrankungen

11.2.1 Diabetes mellitus (DM)

Eine erhöhte Insulin-Resistenz (IR) bei Hyperurikämie wird seit langem diskutiert und durch eine Reihe von Studien nahegelegt. So zeigte sich in einer über 15 Jahre laufenden amerikanischen Kohortenstudie mit 5012 Nicht-Diabetikern nach Regressionsanalyse mit einer signifikanten HR von 1,36 bzw. 1,25 eine erhöhte Rate an IR bzw. Prä-Diabetes bei Patienten mit Hyperurikämie > 7,0 mg/dl [15].

Zwei Metaanalysen mit systematischem Review aus der jüngsten Zeit belegen den Zusammenhang zwischen Hyperurikämie und DM. In der ersten Auswertung von zwölf Studien lag das adjustierte RR für DM Typ 2 für den Harnsäure-Wert in der obersten vs. niedrigsten Quartile bei 1,67 [16]. In der zweiten wurden acht prospektive Kohortenstudien mit 32.016 Probanden ausgewertet [17]. Pro 1 mg/dl Harnsäure-Anstieg vergrößerte sich das Risiko für DM-Inzidenz um 6 %, das RR lag für die höchste vs. niedrigste Quartile bei 1,56 und damit in einem ähnlichen Bereich wie in der ersten Analyse. Der Einfluss der Gicht auf das DM-Risiko wurde in einer kürzlich publizierten bevölkerungsbasierten Kohortenstudie mit 35.339 Gichtpatienten untersucht [18]. Die DM-Inzidenzrate lag bei 10,1 (Frauen) bzw. 9,5/1000 Patientenjahre (Männer), die Multivarianz-HR jeweils signifikant bei 1,48 vs. 1,15. In NHANES (s. oben) boten Gichtpatienten im Vergleich zur Normalbevölkerung eine rund dreifach erhöhte DM-Prävalenz [2].

11.2.2 Metabolisches Syndrom (MetS) und seine Komponenten

Ein Zusammenhang zwischen MetS und Hyperurikämie wurde vielfach beschrieben. So belegte eine Analyse der Daten aus NHANES III [19] einen Anstieg der MetS-Prävalenz mit einem Anstieg der Harnsäure-Werte, von 18.9 % bei < 6 mg/dl bis 70.7 % bei > 10 mg/dl. In einer taiwanesischen Querschnittsstudie stieg die OR für MetS bei Harnsäure-Werten in der vierten im Vergleich zur ersten Quartile signifikant auf 2.33 bei Frauen und 1.50 bei Männern [20].

In einer prospektiven Kohortenstudie mit 40.513 Probanden erhöhte das Vorhandensein einer Hypertriglyceridämie bei Männern mit und ohne vorbestehende Hyperurikämie das Risiko für die Entwicklung einer Gicht mit einer adjustierten HR von 1,38 bzw. 1,40 in ähnlichem Ausmaß [21]. Ein deutlicher Bezug zwischen Gicht und Adipositas wurde in einer Vielzahl von Studien, u. a. NHANES 2007–2008 (s. oben), belegt. In einer koreanischen Fall-Kontroll-Studie wurde ein direkter Bezug zwischen viszeraler Adipositas (VA) als unabhängigem Risikofaktor (OR 2,49) und Gicht hergestellt [22]. Dieses Risiko blieb auch bei VA in Kombination mit normalem Körpergewicht bestehen. In einer weiteren Studie wurde schließlich bei adipösen Patienten auch noch eine zusätzliche Risikosteigerung für Hyperurikämie/Gicht bei Vorliegen einer Schlafapnoe gezeigt, bei Frauen lag nach Adjustierung eine OR von 10,2 vor [23]. Durch Verwendung einer CPAP-Maske konnten die Harnsäure-Spiegel signifikant reduziert werden.

11.3 Nierenerkrankungen

11.3.1 Gicht und Niereninsuffizienz

Zwischen Gicht und Nierenerkrankungen bestehen mehrdimensionale Beziehungen. Eine Einschränkung der Nierenfunktion führt zur Kumulation von Urat und begünstigt damit das Auftreten der Gicht. Umgekehrt wird ein Zusammenhang zwischen Hyperurikämie und Verschlechterung der Nierenfunktion diskutiert. Schließlich kann die Gicht mit einer erhöhten Inzidenz von Nephrolithiasis verbunden sein.

In einer Auswertung aus der NHANES-Studie 2009–2010 [24] fand sich eine Prävalenz der Gicht bei 2,9 % der Patienten mit normaler GFR, hingegen bei 24 % mit GFR < 60 ml/min. Nach Adjustierung für relevante Einflussfaktoren lag in dieser Untersuchung bei GFR < 30 die OR für Gicht bei 5,9 für Hyperurikämie bei 9,58. In einer kürzlich publizierten prospektiven Studie aus dem deutschen Chronic Kidney Disease-Register mit 5.085 erfassten Patienten lag die Prävalenz der Gicht bei GFR ≥ 60 16,0 %, sie stieg bei GFR < 30 bis auf 35.6 % [25].

Umgekehrt spricht eine Reihe von Studien dafür, dass die Hyperurikämie einen unabhängigen Risikofaktor für zunehmende Niereninsuffizienz darstellt. In einer großen prospektiven amerikanischen Kohortenstudie mit Erfassung von 177.570 Probanden und einem Zeitraum von 25 Jahren zählte die Hyperurikämie mit einer OR von 2,14 für den Vergleich der niedrigsten mit der höchsten Quartile zu den wichtigsten Risikofaktoren für das Auftreten einer terminalen Niereninsuffizienz [26]. In einer weiteren großen Studie mit 21547 Teilnehmern aus dem Vienna Health Screening Project [27] führte eine Hyperurikämie von 7,0–8,9 mg/dl zu einer annähernden Verdopplung des Risikos für Niereninsuffizienz (OR 1,74), bei Werten über 9,0 sogar zu einer Verdreifachung (OR 3,12). Möglicherweise stellt die Hypertonie ein wichtiges Bindeglied zwischen Hyperurikämie und Niereninsuffizienz dar bzw. verstärkt den Effekt: In einer Metaanalyse aus zwölf Studien zeigte sich pro Steigerung der Serum-Harnsäure um 1 mg/dl eine signifikante Erhöhung der jährlichen Abnahme der GFR um 0,19 ml/min (RR 1,18), bei Patienten mit gleichzeitiger Hypertonie nahm dieser Effekt jedoch nochmals signifikant zu [28].

11.3.2 Medikamentöse Harnsäure-Senkung und Niere

Wird von einem nierenschädigenden Einfluss der Hyperurikämie ausgegangen, so sollte sich eine medikamentöse Senkung der Harnsäure diesbezüglich positiv auswirken. Hierfür gibt es einige Belege, allerdings fehlen bisher große randomisiert-kontrollierte Studien über einen ausreichend langen Zeitraum. Eine Untersuchung mit 54 Patienten mit milder bis moderater Niereninsuffizienz verglich über zwölf Monate die Gabe von 100–300 mg Allopurinol mit Weglassen dieser Therapie, 46 % ohne, aber nur 16 % mit Therapie erreichten die Endpunkte Krea-Anstieg > 30 %, Dialyse oder Tod [29]. In einer randomisierten Zweijahresstudie wurden 113 Patienten mit Hyperurikämie und Niereninsuffizienz mit 100 mg Allopurinol vs. keine Therapie behandelt, unter Therapie lag die Abnahme der GFR bei 1.3, ohne Therapie bei 3.3 ml/min [30]. In der Auswertung aus einer bevölkerungsbasierten Kohorte mit 111.992 hyperurikämischen Patienten wiesen die mittels Harnsäure-Senkung auf < 6 mg/dl eingestellten Patienten im Vergleich zu Patienten über diesem Grenzwert ein um 37 % reduziertes Risiko für Niereninsuffizienz oder Dialysepflicht auf [31].

11.3.3 Nephrolithiasis

Der Zusammenhang zwischen Hyperurikämie/Gicht und gehäuftem Auftreten von Nierensteinen ist noch nicht restlos klar. In einer großen bevölkerungsbasierten Kohortenstudie wurde ein solcher Zusammenhang mit einem signifikant erhöhten RR von 2,12 allerdings hergestellt [32]. Auch eine Metaanalyse mit Auswertung von 17 Studien [33] kam kürzlich zu dem Ergebnis, dass bei Gichtpatienten ein signifikant erhöhtes Risiko auf nahezu das Doppelte für das Auftreten einer Nephrolithiasis vorliegt (OR 1,77).

11.4 Neurologische Erkrankungen

Aufgrund der antioxidativen Effekte von Urat wurden für neurodegenerative Erkrankungen wie Morbus Parkinson oder Morbus Alzheimer protektive Harnsäure-Effekte bzw. negative Auswirkungen einer harnsäuresenkenden Therapie diskutiert. Eine Reihe von Kohortenstudien unterstützte zunächst diese Annahme für den Morbus Parkinson. Eine prospektive Untersuchung aus der Healthh Professional Follow-up-Studie mit 18.018 Männern ermittelte eine Rate Ratio von 0,43 für die höchste im Vergleich zur niedrigsten Urat-Quartile [34]. Einige Jahre später ermittelten Daten aus der *Atherosclerosis Risk in Communities Study* bei gleicher Auswertung mit 0,40 eine fast identische OR [35]. Aus der britischen *General Practice Research Database* mit mehr als drei Millionen Teilnehmern wurde für Patienten mit Gichtanamnese eine OR von 0,69 für die Entwicklung eines Morbus Parkinson ermittelt, jedoch nur für Männer [36]. Eine kanadische Kohortenstudie mit achtjährigem Follow-up bot für Gichtpatienten mit 0,70 ein nahezu identisches adjustiertes RR [37].

Neuere Untersuchungen konnten diese Assoziation nicht mehr bestätigen. Eine kürzlich veröffentliche Metaanalyse mit systematischem Review wertete drei Fall-Kontroll- und zwei Kohortenstudien aus [38]. Die positiven Auswirkungen der Gicht konnten hier bei einer Risikorate von 0,93 (0,79–1,09) nicht bestätigt werden, auch fanden sich für Männer (RR 0,89) und Frauen (RR 0,95) keine nennenswerten Unterschiede.

Auch für die Progression der Alzheimer-Erkrankung wurde eine wichtige Rolle des oxidativen Stresses postuliert [39]. Der aus dieser Annahme abgeleitete mögliche protektive Effekt von Harnsäure auf diese Erkrankung kann bisher ebenso nicht eindeutig bestätigt werden. Zwar liefern Auswertungen aus dem britischen Health Improvement Network, einer bevölkerungsbasierten Kohortenstudie, positive Hinweise [40]: Die multivariate HR für Alzheimer bei Gichtpatienten lag hier bei 0,71, für Arthrosepatienten wurde eine solche inverse Beziehung hingegen nicht gefunden. In einer aktuell veröffentlichten französischen Untersuchung wurden jedoch gegenläufige Ergebnisse ermittelt [41]. Über zehn Jahre wurde eine Kohorte mit 1769 Probanden verfolgt, die HR für Demenz lag in der obersten im Vergleich zur niedrigsten Serum-Harnsäure-Quartile bei 1,67 (1,04–2,71, p für Trend 0,05), es war also ein eher gegenteiliger Effekt im Vergleich zum vermuteten zu beobachten. Zu ähnlichen Resulaten kam eine taiwanesische Fall-Kontrollstudie mit 989 Alzheimerpatienten und 3.956 gematchten Kontrollen, es wurde keine negative Assoziation zwischen Gicht und Alzheimer bei Männern (OR 0,96) und Frauen (=R 1,13) gefunden [42].

Zusammengefasst kann ein neuroprotektiver Effekt der Hyperurikämie bzw. Gicht bei Krankheiten wie Morbus Parkinson oder Morbus Alzheimer bisher nicht eindeutig bestätigt werden. Weitere prospektive Studien mit möglichst klarem Design sind nötig, um diesen fraglichen Zusammenhang aufzuklären.

Literatur

[1]   Kuo CF, Grainge MJ, Mallen C et al. Comorbidities in patients with gout prior to and following diagnosis: case-control study. Ann Rheum Dis 2016; 75, 210–217.

[2]   Zhu Y, Pandya BJ, Choi HK. Comorbidities of Gout and Hyperuricemia in the US. General Population: NHANES 2007–2008. Am J Med 2012; 125, 679–687.

[3]   Kuo CF, Grainge MJ, Zhang W, Doherty M. Global epidemiology of gout: prevalence, incidence and risk factors. Nat Rev Rheumatol 2015; 11, 649–662.

[4]   Grayson PC, Kim SY, LaValley M et al. Hyperuricemia and incident hypertension: a systematic review and meta-analysis. Arthritis care & research. 2011; 63,102–110.

[5]   Zhang W, Sun K, Yang Y et al. Plasma uric acid and hypertension in a Chinese community: prospective study and metaanalysis. Clinical chemistry. 2009; 55, 2026–2034.

[6]   Gois PH, Souza ER. Pharmacotherapy for hyperuricemia in hypertensive patients. Cochrane database of systematic reviews (Online). 2013; 1: CD008652.

[7]   Kim SY, Guevara JP, Kim KM et al. Hyperuricemia and coronary heart disease: a systematic review and meta-analysis. Arthritis Care Res (Hoboken), 2010. 62, 170–180.

[8]   Trkulja, V. and S. Car. On-admission serum uric acid predicts outcomes after acute myocardial infarction: systematic review and meta-analysis of prognostic studies. Croat Med J, 2012. 53:,162–172.

[9]   De Vera MA, Rahman MM, Bhole V et al. The Independent Impact of Gout on the Risk of Acute Myocardial Infarction Among Elderly Women: A Population-Based Study. Ann Rheum Dis 2010; 69, 1162–1164.

[10] Baker JF, Schumacher HR, Krishnan E. Serum uric acid level and risk for peripheral arterial disease: analysis of data from the multiple risk factor intervention trial. Angiology 2007; 58, 450–457.

[11] Li, M, Hou W, Zhang X et al. Hyperuricemia and risk of stroke: a systematic review and meta-analysis of prospective studies. Atherosclerosis 2014; 232 (2), 265–270.

[12] Huang, H, Huang B, Li Y et al. Uric acid and risk of heart failure: a systematic review and meta-analysis. Eur J Heart Fail, 2014; 16, 15–24.

[13] Tamariz L, Harzand A, Verma S et al. Uric acid as a predictor of all-cause mortality in heart failure: a meta-analysis. Congest Heart Fail, 2011; 17, 25–30.

[14] Nyrnes A, Toft I, Njølstad I et al. Uric acid is associated with future atrial fibrillation: an 11-year follow-up of 6308 men and women--the Tromso Study. Europace 2014. 16, 320–326.

[15] Krishnan E, Pandya BJ, Chung L et al. Hyperuricemia in young adults and risk of insulin resistance, prediabetes, and diabetes: a 15-year follow-up study. American J Epidem 2012; 176,108–116.

[16] Jia Z, Zhang X, Kang S, Wu Y. Serum uric acid levels and incidence of impaired fasting glucose and type 2 diabetes mellitus: a meta-analysis of cohort studies. Diabetes Res Clin Pract 2013; 101, 88–96.

[17] Lv Q, Meng XF, He FF et al. High serum uric acid and increased risk of type 2 diabetes: a systemic review and meta-analysis of prospective cohort studies. PLoS One 2013; 8: e56864.

[18] Rho YH, Lu N, Peloquin CE et al. Independent impact of gout on the risk of diabetes mellitus among women and men: a population-based, BMI-matched cohort study. Ann Rheum Dis 2016; 75, 91–95.

[19] Choi HK, Ford ES. Prevalence of the metabolic syndrome in individuals with hyperuricemia. Am J Med 2007; 120, 442–447.

[20] Liu PW, Chang TY, Chen JD. Serum uric acid and metabolic syndrome in Taiwanese adults. Metabolism 2010; 59, 802–807.

[21] Chen JH, Pan WH, Hsu CC et al. Impact of obesity and hypertriglyceridemia on gout development with or without hyperuricemia: a prospective study. Arthritis Care Res 2013; 65, 133–140.

[22] Lee J, Lee JY, Lee JH et al. Visceral fat obesity is highly associated with primary gout in a metabolically obese but normal weighted population: a case control study. Arthritis Res Ther 2015; 17, 79.

[23] Seetho IW, Parjer RJ, Craig S et al. Serum urate and obstructive sleep apnoea in severe obesity. Chron Respir Dis 2015; 12, 238–246.

[24] Krishnan E. Reduced Glomerular Function and Prevalence of Gout: NHANES 2009–10. PLoS ONE 7: e50046. doi:10.1371/journal.pone.0050046.

[25] Jing J, Kielstein JT, Schultheiss UT et al. Prevalence and correlates of gout in a large cohort of patients with chronic kidney disease: the German Chronic Kidney Disease (GCKD) study. Nephrol Dial Transplant 2015; 30, 613–621.

[26] Hsu CY, Iribarren C, McCulloch CE et al. Risk factors for end-stage renal disease: 25-year follow-up. Arch Intern Med 2009; 169, 342–350.

[27] Obermayr RP, Temml C, Gutjahr G et al. Elevated uric acid increases the risk for kidney disease. JASN. 2008; 19, 2407–2413.

[28] Sedaghat S, Hoorn EJ, van Rooij FJA et al. Serum Uric Acid and Chronic Kidney Disease: The Role of Hypertension. PLoS ONE 2013; 8: e76827.doi:10.1371/journal. pone.0076827.

[29] Siu YP, Leung KT, Tong MK et al. Use of allopurinol in slowing the progression of renal disease through its ability to lower serum uric acid level. American journal of kidney diseases 2006; 47, 51–59.

[30] Goicoechea M, de Vinuesa SG, Verdalles U et al. Effect of allopurinol in chronic kidney disease progression and cardiovascular risk. CJASN. 2010; 5, 1388–1393.

[31] Levy, GD et al. Effect of urate-lowering therapies on renal disease progression in patients with hyperuricemia. J Rheumatol, 2014, 41, 955–962.

[32] Kramer HJ, Choi HK, Atkinson K et al. The association between gout and nephrolithiasis in men: The Health Professionals' Follow-Up Study. Kidney intern 2003; 64, 1022–1026.

[33] Roughley MJ, Belcher J, Mallen CD, Roddy E. Gout and risk of chronic kidney disease and nephrolithiasis: meta-analysis of observational studies. Arthritis Res Ther 2015; 17, 90.

[34] Weisskopf MG, O'Reilly E, Chen H et al. Plasma urate and risk of Parkinson's disease. Am J Epidemiol 2007; 166, 561–567.

[35] Chen H, Mosley TH, Alonso A et al. Plasma urate and Parkinson's disease in the Atherosclerosis Risk in Communities (ARIC) study. Am J Epidemiol 2009; 169,1064–1069.

[36] Alonso A, Rodriguez LA, Logroscino G et al. Gout and risk of Parkinson disease: a prospective study. Neurology 2007; 69,1696–1700.

[37] De Vera M, Rahman MM, Rankin J et al. Gout and the risk of Parkinson's disease: a cohort study. Arthritis and rheumatism 2008; 59, 1549–1554.

[38] Ungprasert P, Srivali N, Thongprayoon C. Gout is not associated with a lower risk of Parkinson's disease: A systematic review and meta-analysis. Parkinson Rel Disord 2015; 21, 1238–1242.

[39] Sultana R, Butterfield DA. Role of oxidative stress in the progression of Alzheimer's disease. J Alzheimers Dis 2010; 19, 341–353.

[40] Lu N, Dubreuil M, Zhang Y et al. Gout and the risk of Alzheimer's disease:a population-based, BMI-matched cohort study. Ann Rheum Dis 2015; online March 4, 10.1136/annrheumdis-2014-206917.

[41] Richette P, Soumare A, Debette S et al. Uric Acid and Incident Dementia over 10 Years. Arthritis Rheum 2015; 67 (Suppl 10), Abstr. 229.

[42] Lai SW, Lin CL, Liao KF. No association between gout and Alzheimer's disease: results of a case–control study in older people in Taiwan. Int J Geriatr Psychiatry 2013; 28, 1205–1206.

Jürgen Rech

12 Neue Therapieverfahren

Die Entwicklung „neuer" Medikamente für die Behandlung der Gicht befand sich über Jahrzehnte in einem Art „Dornröschenschlaf". 45 Jahre nach Einführung von Allopurinol wurde Febuxostat (nichtpurinanaloger Inhibitor der Xanthinoxidase), ein weiteres Urikostatikum, 2009 in der EU zugelassen.

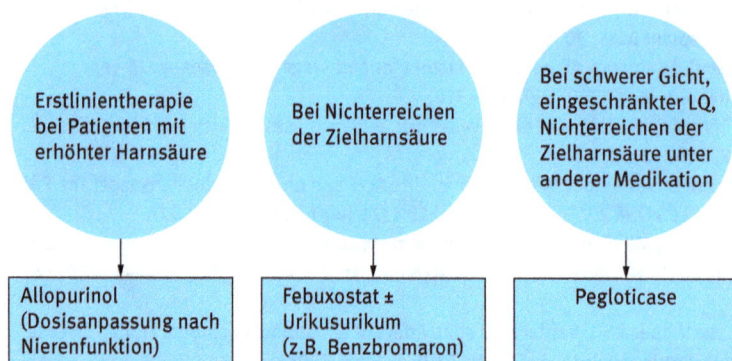

Erstlinientherapie bei Patienten mit erhöhter Harnsäure → Allopurinol (Dosisanpassung nach Nierenfunktion)

Bei Nichterreichen der Zielharnsäure → Febuxostat ± Urikusurikum (z.B. Benzbromaron)

Bei schwerer Gicht, eingeschränkter LQ, Nichterreichen der Zielharnsäure unter anderer Medikation → Pegloticase

Abb. 12.1: Aktuelle Empfehlungen [5].

Febuxostat zeigte in einer Dosierung von 80 mg/d in mehreren randomisierten Studien eine deutliche Überlegenheit gegenüber 300 mg/d Allopurinol. Eine Reduzierung der Harnsäure unter 6 mg/dl konnte auch bei Patienten, die unzureichend auf Allopurinol angesprochen hatten, in 48,3 % der Fälle erreicht werden [1, 2].

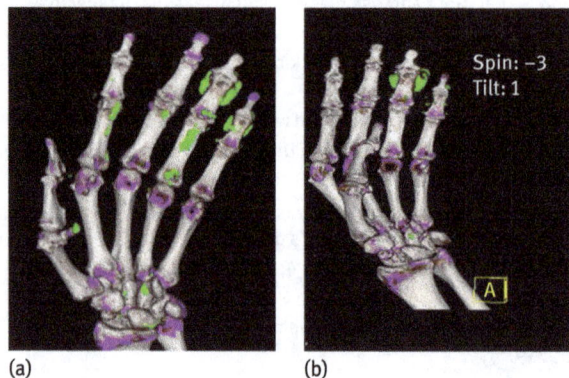

(a)   (b)

Abb. 12.2: Beispiel für Ansprechen unter Febuxostat (a) Beginn der Therapie mit Febuxostat, (b) nach 14-monatiger Therapie mit Febuxostat 120 mg/d.

Kombinationstherapien von Urikostatika und Urikosurika zeigten synergistische Effekte bei Patienten, die unter Monotherapie nicht ausreichend ansprachen, und führten so zu einem verbesserten Ansprechen und zum Erreichen der Zielwerte (< 6 mg/dl) [3, 4].

12.1 Pegloticase

Die an Polyethylenglykol gekoppelte Uricase „Pegloticase" kann erfolgreich bei therapierefraktären Fällen von schwerer, chronischer Arthritis urica eingesetzt werden. Nach Infusion von Pegloticase in zweiwöchentlichen Abständen kommt es zu einer sehr starken Reduktion der Serumharnsäure auf Werte < 0,8 mg/dl und bei 45 % aller Patienten zu einer drastischen Reduktion von Zahl und Größe der klinisch fassbaren Tophi. Das bislang ungelöste Problem dieses Wirkstoffs liegt jedoch in seiner Immunogenität mit der Induktion von Anti-Pegloticase-Antikörpern in hohem Titer bei 41 % aller Patienten, wobei sich die Antikörper häufiger gegen den PEG-Anteil des Moleküls richten als gegen die Uricase selbst. Die Ausbildung von Anti-Pegloticase-Antikörpern ist dann assoziiert mit einem sekundären Wirkverlust und einem erhöhten Risiko für Infusionsreaktionen. Dagegen ist der Einsatz von Pegloticase auch bei Patienten mit höhergradiger Niereninsuffizienz und bei Empfängern von Organtransplantaten gut möglich [6–11].

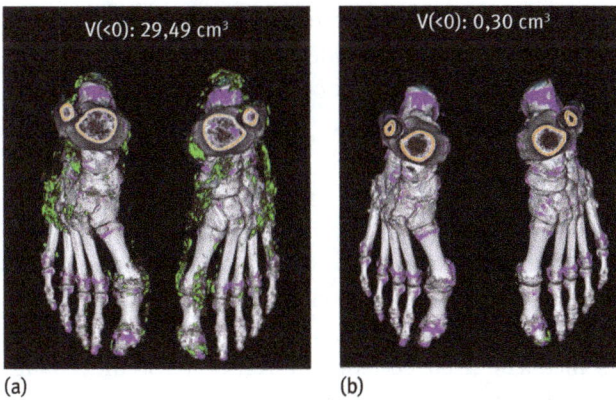

(a)   (b)

Abb. 12.3: (a) Beginn der Therapie mit Pegloticase, (b) nach 8-monatiger Therapie mit Pegloticase 8 mg/alle zwei Wochen.

In den letzten 5–10 Jahren konnten durch genomweite Assoziationsstudien das Verständnis über tubulo-renale und intestinale Transportermechanismen (Tab 12.1) (z. B. URAT1, Glut9, ABCG2) sowie deren Zusammenhang in Bezug auf Gicht deutlich verbessert werden [12].

Tab. 12.1: Urattransporter, modifiziert nach Brenner & Rectors' „The Kidney" 2-Volume Set; 10th Edition, 2015 [13].

Transporter	Lokalisation immun-histologisch am proximalen Tubulus	Assoziation mit erhöhter Harnsäure oder Gicht	Humane monogenetische Erkrankung oder direkte Korrelation Genotyp – Phänotyp
Adsorbierend			
URAT 1 (SLC22A12)	– apikale Membran	ja	renal Hypourikämie 1 durch Funkti-onsverlust-Mutation bei OMIM 220150
GLUT9 (SLC2A9)	– GLUT9, lange Version (SLC2A9a) basolateral – GLUT9DN, kurze Version (SLC2A9b) apikal	ja	renal Hypourikämie 2 durch Funktions-verlust-Mutation OMIM 612076 Urolithiasis, durch Übung verur-sachte Nierenverletzung
Sekretierend			
ABCG2 (ABCP)	– Multisubstrat-Efflux-Transporter	ja	hypofunktional Single-Nukleotid-Polymorphismus Q141K-Prädis-position für Gicht

Durch die Entschlüsselung der Wirkungsweise und das Wissen über die genaue Funktion der Transporter kann die Entwicklung neuer Medikamente mit spezifischerem Einsatz, dualen oder mehrfachen Wirkprinzipien sowie ggf. der Beachtung synergistischer Effekte hinsichtlich der Therapie gezielter auf die Belange und Bedürfnisse einzelner Patienten abgestimmt werden.

12.2 Neue Medikamente

Mit der aktuellen Einführung und Marktzulassung von Lesinurad hält nun das „duale Wirkprinzip" auch in die Behandlung der Gicht Einzug.

Hierbei werden unterschiedliche Transportermechansimen (z. B. URAT1 und OAT4) oder z. B. die Xantinoxidase mit gleichzeitiger Wirkung auf IL-1 erfolgreich blockiert (z. B. Arhalofenate). Die Effektivität scheint sich in den bisher vorliegenden Daten klar zu verbessern und lässt für den zukünftigen Therapieeinsatz einiges an Verbesserung erhoffen. Zudem können sich, eventuell in Kombination mit Urikosurika, additive Effekte vorgestellt werden.

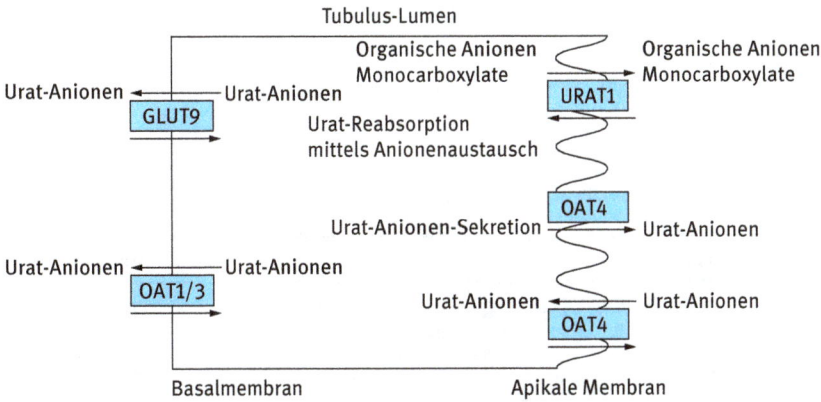

Abb. 12.4: Wirkung der Medikamente in Bezug auf transporter Mechanism.

Urikusurika	Transporter	Zusätzlicher effekt
Probenecid	URAT1/ OAT1/3	
Benzbromaron	URAT1	Xanthin Oxidase
Sulfinpyrazone	URAT1	Anti-Thrombozyten Effekt
Lesinurad	URAT1	OAT4
Arthalofenate	URAT1	
Tranilast	GLUT9	
Lorsatan	GLUT9	

12.2.1 Lesinurad

Mittels selektiver Blockade sowohl des Urattransproter 1 (URAT1) als auch des organischen Anionentransporter 4 (OAT4) im proximalen Tubulus wird die Reabsorption von Harnsäure herabgesetzt. In Kombination mit einem Xantinoxidase-Inhibitor führte dies bei Patienten zu Harnsäure Werten < 5 mg/dl [13–17].

Im Dezember 2015 wurde Lesinurad aufgrund der in drei randomisierten Placebo-kontrollierten Studien für Patienten, in Kombination mit einem Xanthinoxidase-Inhibitor, oder bei erhöhtem Risiko eines Nierenversagens bei Dosiserhöhung eines Xanthinoxidase-Inhibtors erzielten Ergebnisse durch die FDA zugelassen (FDA-Meldung vom 22.12.2015). In Europa liegt eine positive Empfehlung der EMEA vor.

12.3 Derzeit in Studien untersuchte neue Gicht Medikamente

Aktuell befinden sich erfolgsversprechende neue Medikamente in Phase 0/1-III Studien (Tab.12.2).

Tab. 12.2: Aktuell laufende Studien.

Wirkstoff	Firma	Wirkansatz	Studienphase
Arhalofenate MBX-102	Cymabay Therapeutics	IL-1-Reduktion Xanthinoxidase-Inhibitor	Phase II
Topiluric	Fuji Yakuhin und Sanwa	Xanthinoxidase-Inhibitor	Phase III
Uriadec	Sanwa Kagaku Kenkyusho Co., Ltd. Japan	Xanthinoxidase-Inhibitor	
RDEA3170	Ardea Biosciences, Inc.	URAT1	Phase II
BCX4208	ByoCryst Pharmaceuticals	Purin-Nucleosid-Phosphorylase(PNP)-Inhibitor	Phase II
Levotofisopam	Pharmos	Uricosurika (Erhöhung der Harnsäureausscheidung)	Phase IIa
KUX 1151	Kissei Pharmaceutical Co., Ltd	URAT1 Xanthinoxidase-Inhibitor	Phase II
RLBN 1001	Relburn-Metabolomics; Inc.	URAT1 Xanthinoxidase-Inhibitor GLUT9b	Phase 0/I

12.3.1 Arhalofenate (MBX-102; Cymabay Therapeutics)

Arhalofenate ist ein potenziell neues Medikament mit dualem Wirkprinzip, welches sowohl die Produktion von IL-1ß und damit Gichtschübe als auch die Harnsäure reduzieren kann.

In drei großen Phase-II-Studien zeigten Arhalofenate sowohl eine Reduktion der Gichtschübe als auch eine Reduktion der Serumharnsäure. Es stellt somit das einzige Medikament dar, das bei einer Harnsäurereduktion nicht die Anzahl der Gichtschübe erhöht.

Bisher wurden Arhalofenate zur Behandlung des Diabetes mellitus untersucht und zeigten im Rahmen der klinischen Entwicklung in bisher 15 Studien und in Erprobung bei nahezu 1.000 Probanden, einschließlich vier Phase-II-Studien, ein gutes Sicherheitsprofil. Arhalofenate ist ein Stereoisomer von Halofenat, ein Medikament, welches bekannt dafür ist, Einfluss auf Harnsäure-, Glukose- und Triglycerid Spiegel zu haben [18]. Arhalofenate inhibiert die Harnsäure-Wiederaufnahme über die

Transporter URAT1, OAT4, und OAT10, neben einer Reduktion in der Produktion von IL-1 auf die Wirkung der Harnsäurekristalle sowohl bei *In-vitro-* und *In-vivo-*Modellen hinsichtlich Inflammation. Arhalofenate wurden in Kombination mit Allopurinol und Febuxostat als auch als Monotherapie im Vergleich zu Allopurinol entwickelt, um sie hinsichtlich der Reduktion der Serumharnsäure wie auch der antiinflammatorischen Aktivität im Vergleich mit Colchicin zu untersuchen [17, 19]. (http://clinicaltrials.gov/ct2/results?term=arhalofenate) [20].

12.3.2 Topiluric (Sanwa Kagaku Kenkyusho Co., Ltd.)

Topiroxostat ist ein Xanthinoxidase-Inhibitor, der in Japan 2013 zugelassen wurde. Er ist vergleichbar mit der Effektivität und Wirkung von 200 mg Allopurinol, was in mehreren Phase-3-Studien, einschließlich bei Patienten mit Niereninsuffizienz, nachgewiesen wurde [18, 21]. (https://clinicaltrials.gov/ct2/results?term=Topiroxostat&Search=Search) [22]

12.3.3 RDEA3170 (Ardea Biosciences, Inc.)

RDEA3170 ist ein selektiver Urat1-Inhibitor, welcher aktuell im Rahmen von Phase-II-Studien (als Monotherapie und in Kombination mit Febuxostat) untersucht wird. Hierbei zeigt sich bisher, dass seine Potenz mehr als 3-fach so hoch wie Benzbromaron und 100-fach höher als Probenecid einzustufen ist [23]. (http://clinicaltrials.gov/ct2/results?term=rdea3170) [24].

12.3.4 BCX4208 (ByoCryst Pharmaceuticals Ulodesine)

BCX4208 oder Ulodesine ist ein Purin-Nukleosid-Phosphorylase-Inhibitor, der im Rahmen von Phase-II-Studien einmal täglich oral verabreicht wurde. Seine Wirkung entfaltet Ulodesine im Purinstoffwechsel an höherer Stelle als Allopurinol und Febuxostat. Die Zielwerte < 6,0 mg/dl, < 5,0 mg/dl, < 4 mg(dl wurden in einer Phase-II-Dosis-Findungsstudie (40 mg/d bis 240 mg/d) bei 31 %, 21 % und 0 % in der 80-mg-Gruppe und bei 77 %, 54 % und 21 % in der 240-mg-Dosis-Gruppe erreicht. In einer separaten Kombinationsstudie (Phase II; 40 mg Ulodesine) zusammen mit 300 mg Allopurinol konnte der Zielwert < 6,0 mg/dl in 100 % der Probanden erreicht werden [25]. (https://clinicaltrials.gov/ct2/results?term=BCX4208&Search=Search) [26].

12.3.5 Levotofisopam (Pharmos)

Levotofisopam ist das S-Enantiomer des Racemat „Tofisopam", eines 2,3-Benzo-diazepin-Derivats und bisher in über 20 Ländern, einschließlich den USA, für die Behandlung von Angstzuständen und autonomer Instabilität zugelassen.

Im Rahmen einer Phase-IIa-Studie wurden bei 13 Patienten mit Hyperurikämie und Gicht 3-mal täglich 50 mg Levotofisopam für sieben Tage verabreicht. Hierbei erreichten alle Patienten einen Zielwert < 6,0 mg/dl, 77 % einen Zielwert < 5,0 mg/dl bzw. 54 % einen Zielwert < 4,0 mg/dl [27]. (https://clinicaltrials.gov/ct2/results?term=Levotofiso-pam&Search=Search) [28]

12.3.6 KUX 1151 (Kissei Pharmaceutical Co., Ltd)

KUX1151 ist ein neues erfolgversprechendes Medikament mit einem dualen Wirkprinzip (URAT1 & XOR Inhibitor), das derzeit im Rahmen von Phase-II-Studien (USA) eingesetzt wird. (https://clinicaltrials.gov/ct2/results?term=KUX+1151&Search=Search) [29].

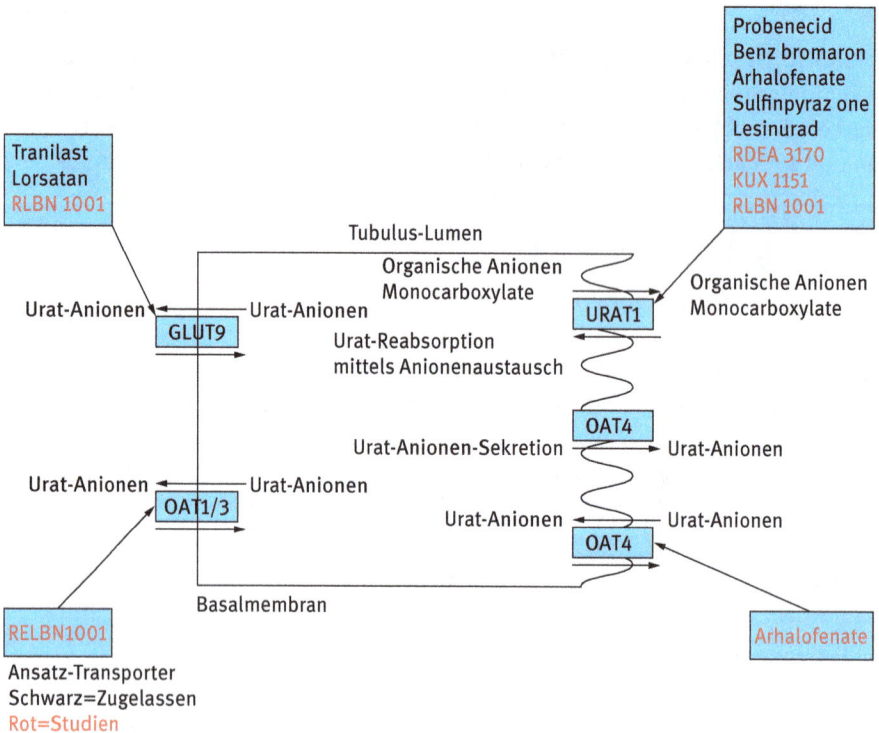

Abb. 12.5: Überblick über Wirkungsansatz derzeitiger und neuer Therapien.

12.3.6.1 RLBN 1001 (Relburn-Metabolomics; Inc.)

RLBN1001 wurde ursprünglich als Prototyp eines Anti-Tumormedikamentes entwickelt, zeigte jedoch beim Einsatz an 350 Menschen eine bemerkenswerte Reduktion der Harnsäure. In einer daraus folgenden „Proof-of-concept-Studie" an 50 Personen konnte dann eine exkretorische Wirkung auf die Ausscheidung von Harnsäure und Oxypurinen, unabhängig von einer niedrigen oder hohen Harnsäure, gezeigt werden. Es ergab sich dabei eine 4-fach höhere Wirkung auf die Harnsäure als unter Allopurinol und eine gleichwertige Wirkung zu Lesinurad [30].

Literatur

[1] Huang X, Du H, Gu J, Zhao D, Jiang L, Li X, Zuo X, Liu Y et al. An allopurinol-controlled, multicenter, randomized, double-blind, parallel between-group, comparative study of febuxostat in Chinese patients with gout and hyperuricemia. Int J Rheum Dis. 2014 Jan 28.

[2] Hatoum H, Khanna D, Lin SJ, Akhras KS, Shiozawa A, Khanna P. Achieving serum urate goal: a comparative effectiveness study between allopurinol and febuxostat. Postgrad Med. 2014 Mar; 126(2), 65–75.

[3] Azevedo VF, Buiar PG, Giovanella LH, Severo CR, Carvalho M. Allopurinol, benzbromarone, or a combination in treating patients with gout: analysis of a series of outpatients. Int J Rheumatol. 2014; 2014, 263720.

[4] Pui K, Gow PJ, Dalbeth N. Efficacy and tolerability of probenecid as urate-lowering therapy in gout; clinical experience in high-prevalence population. J Rheumatol. 2013 Jun; 40(6), 872–876.

[5] Richette P, Doherty M, Pascual E et al. SAT0531 Updated Eular Evidence-Based Recommendations for the Management of Gout. Ann Rheum Dis 2014; 73, 783.

[6] Baraf HS, Becker MA, Gutierrez-Urena SR, Treadwell EL, Vazquez-Mellado J, Rehrig CD, Ottery FD, Sundy JS, Yood RA. Tophus burden reduction with pegloticase: results from phase 3 randomized trials and open-label extension in patients with chronic gout refractory to conventional therapy. Arthritis Res Ther. 2013 Sep 26; 15(5), R137.

[7] Lipsky PE, Calabrese LH, Kavanaugh A, Sundy JS, Wright D, Wolfson M, Becker MA. Pegloticase immunogenicity: the relationship between efficacy and antibody development in patients treated for refractory chronic gout. Arthritis Res Ther. 2014 Mar 4; 16(2), R60.

[8] Hershfield MS, Ganson NJ, Kelly SJ, Scarlett EL, Jaggers DA, Sundy JS. Induced and pre-existing anti-polyethylene glycol antibody in a trial of every 3-week dosing of pegloticase for refractory gout, including in organ transplant recipients. Arthritis Res Ther. 2014 Mar 7; 16(2), R63.

[9] Gentry WM, Dotson MP, Williams BS, Hartley M, Stafford KR, Bottorff MB, Gandhi PK. Investigation of pegloticase-associated adverse events from a nationwide reporting system database. Am J Health Syst Pharm. 2014 May 1; 71(9), 722–727.

[10] Yood RA, Ottery FD, Irish W, Wolfson M. Effect of pegloticase on renal function in patients with chronic kidney disease: a post hoc subgroup analysis of 2 randomized, placebo-controlled, phase 3 clinical trials. BMC Res Notes. 2014 Jan 21; 7, 54.

[11] Araujo EG, Bayat S, Petsch C, Englbrecht M, Faustini F, Kleyer A, Hueber AJ, Cavallaro A, Lell M, Dalbeth N, Manger B, Schett G, Rech J. Tophus resolution with pegloticase: a prospective dual-energy CT study. RMD Open. 2015 Jun 17; 1(1): e000075. doi: 10.1136/rmdopen-2015-000075. eCollection 2015.

[12] Matsuo H, Yamamoto K, Nakaoka H, Nakayama A, Sakiyama M, Chiba T, Takahashi A, Nakamura T, Nakashima H, Takada Y, Danjoh I, Shimizu S, Abe J, Kawamura Y, Terashige S, Ogata H, Tatsukawa S, Yin G, Okada R, Morita E, Naito M, Tokumasu A, Onoue H, Iwaya K, Ito T, Takada T, Inoue K, Kato Y, Nakamura Y, Sakurai Y, Suzuki H, Kanai Y, Hosoya T, Hamajima N, Inoue I, Kubo M, Ichida K, Ooyama H, Shimizu T, Shinomiya N. Genome-wide association study of clinically defined gout identifies multiple risk loci and its association with clinical subtypes. Ann Rheum Dis. 2015 Feb 2. pii: annrheumdis-2014-206191. doi: 10.1136/annrheumdis-2014-206191. [Epub ahead of print]

[13] Perez Ruiz F, Sundy J, Krishnan E et al. Efficacy and safety of lesinurad (RDEA594), a novel URAT1 inhibitor, in combination with allopurinol-refractory gout patients: results from a randomized, blinded, placebo controlled, phase 2B estemsion study. Ann Rheum Dis 2012; 71 (Suppl 2), 439.

[14] Perez-Ruiz F, Hingorani V, Welp J et al. Efficacy and safety of a range of doses of RDEA594, a novel uricosuric agent, as a single agent in hyperuricemic gout patients: multicenter, randomized, double-blind, placebo-controlled, phase 2 experience. Ann Rheum Dis 2010; 69 (Suppl 2), 121.

[15] Perez-Ruiz F, Sundy J, Krishnan E et al. Efficacy and safety of Lesinurad (RDEA594), a novel uricosuric agent, given in combination with allopurinol in allopurinol-refractory gout patients: randomized, double-blind, placebo-controlled, Phase 2B study. Ann Rheum Dis 2011; 70 (Suppl 2),104.

[16] Fleischmann R, Kerr B, Yeh LT et al. Pharmacodynamic, pharmacokinetic and tolerability evaluation of concomitant administration of lesinurad and febuxostat in gout patients with hyperuricaemia. Rheumatology (Oxford) 2014; 53, 2167–2174.

[17] Choi YJ, Larroca V, Lucman A et al. Arhalofenate is a novel dual-Acting agent with uricosuric and anti-inflammatory properties. Arthritis Rheum 2012; 64,1632.

[18] Pharmaceutical and Food Safety Bureau Ministry of Health Law. Topiroxostat. http://www. pmda.go.jp/english/service/pdf/drugs/topiloric_june2013_e.pdf. 2013. (Access 24th Nov 2014).

[19] Lavan BE, McWherter C, Choi YJ et al. Arhalofenate, a novel uricosuric agent, is an inhibitor of human uric acid transporters. Ann Rheum Dis 2012; 71, 450.

[20] Arhalofenate: http://clinicaltrials.gov/ct2/results?term=arhalofenate

[21] Matsumoto K, Okamoto K, Ashizawa N, Nishino T. FYX-051: a novel and potent hybrid-type inhibitor of xanthine oxidoreductase. J Pharmacol Exp Ther 2011; 336, 95–103.

[22] Topiroxostat: https://clinicaltrials.gov/ct2/results?term=Topiroxostat&Search=Search

[23] Miner JN, Tan P. RDEA3170, a novel, high affinity URAT1 inhibitor binds to a central domain within URAT1. Ann Rheum Dis 2012; 71 (Suppl 2), 446.

[24] RDEA3170: http://clinicaltrials.gov/ct2/results?term=rdea3170

[25] Hollister AS, Dobo S., Maetzel A. et al. Long-term safety of BXC4208 added to allopurinol in the chronic management of gout: results of a phase 2 24-week blinded safety extension and vaccine challenge study. Ann Rheum Dis 2012;71, 442.

[26] BCX4208: https://clinicaltrials.gov/ct2/results?term=BCX4208&Search=Search

[27] Bassett DR, Mikkelsen WM, Buckingham RB et al. Effects of halofenate and probenecid on serum lipids and uric acid in hyperlipidemic, hyperuricemic adults. Clin Pharmacol Ther 1977; 22, 340–351.

[28] Levotofisopam: https://clinicaltrials.gov/ct2/results?term=Levotofisopam&Search=Search

[29] KUX1151: https://clinicaltrials.gov/ct2/results?term=KUX+1151&Search=Search

[30] Warrell RP, Klukovits A, Barnes K, Satyanarayana C, Cheeseman C, Piwinski J. SAT0539 Novel Bifunctional Inhibitors of Xanthine Oxidase and URAT1 Induce Profound Hypouricemia in Human Subjects. Ann Rheum Dis2014; 73, 786.

Index